脳のため 光を浴びよ 肉を食べよう

精神科医
和田秀樹

WIDE SHINSHO

まえがき

超高齢社会の到来で、老化や老化予防が盛んに語られるようになりました。

わたし自身も高齢者を専門にする精神科医ですから、この言葉は気になります。患者さんや自分自身を老化させないためにはどうすればいいかを日々考えています。

そして、そもそも「老化とは何だろう」と考えるようになりました。
・脳が老化すれば物忘れや知能の低下が起こり、歳をとるほど認知症が増えます。
・血管が老化すれば動脈硬化が起こり、最終的に脳梗塞や心筋梗塞につながります。
・骨が老化するとスカスカになり、それが一定レベルを越えると骨粗鬆症と呼ばれ、骨折の危険が増します。
・目が老化すると老眼になるし、耳が老化すると難聴のようになります。

でも、それらは臓器の老化です。それは人間の老化とは違うと思います。

では、人間が老化するとどうなるのでしょう。

老け込みます。

「なーんだ」と拍子抜けするかもしれませんが、脳梗塞の後遺症や骨粗しょう症を抱えながらも若々しい人、はつらつとした人はいますし、見回せばどこも悪いところがないのに、すっかり老け込んでいる人もいます。臓器の老化だけでは測ることができません。元気は別のところにあります。

いったいその差はどこから来るでしょうか。結論からいうと、人間も動物なのだということです。

どういうことでしょうか。人間が農耕を始めたのはせいぜい1万年ぐらい前からです。それ以前の気の遠くなる歳月、人は肉食動物でした。明るい時間に狩りをして夜眠り、生き延びて来たのです。

このことは人間の老化を考える際、大変に重要なポイントになります。

人間の意欲や若々しさには生物学的な背景があるということにつながって行きます。

歳をとるとセロトニンという神経伝達物質が減ってきます。すると不安感を抱いたり、うつ病になりやすくなります。また、男性の場合は、男性ホルモンが減ってきて、意欲や活力が落ちてきます。さらに最近の研究では、記憶力が衰えたり、人づき合いが億劫になることもわかってきました。女性は逆に男性ホルモンが増え、おおむね元気になります。

このセロトニンや男性ホルモンの減少は、じつは、歳をとっても生活習慣を変えることで案外かんたんに増やすことができます。つまり、老け込むことに対抗できるのです。

それが、〈肉を食べ、光を浴びる〉ということです。

肉にはセロトニンの材料のトリプトファンというアミノ酸がたくさん含まれているし、肉に含まれるコレステロールは、そのセロトニンを脳に運ぶという説が有力なのです
男性ホルモンの材料もコレステロールです。

〈光を浴びる〉ことで、セロトニンが増えることも知られています。運動をすると男性ホルモンが増えることもたしかなことです。

つまり日常、〈肉を食べ、光を浴びる〉とセロトニンと男性ホルモンが増え、若々しく

いられるということになります。

それに肉を食べれば人は快活になるし、光を浴びればリフレッシュするというのは、みなさん経験していることでしょう。

おそらくは、人間は本来肉食動物だったなごりとして、肉を食べ、光を浴びると元気になるようにプログラムされているのです。

いつまでも、若々しくいるために人間本来の本能をよみがえらせましょう。そのためには〈肉と光〉なのです。

これが長年、老年医療をやってきたわたしの考えです。多くの高齢者を観察する限りこれは信じてよいことだろうというのが結論です。

和田秀樹

脳のため　光を浴びよ　肉を食べよう

目次

目次

プロローグ

ヒトはもともと肉食動物だった

第1章

閉じこもるのは不自然だと感じるとき

第2章

こころに素直な暮らし、まず肉を食べよう

第3章

何でも食べてきたのだから自信を持っていい！

第4章

変化のない生活が老化を早める

第5章

縮こまって暮らすと、こころも縮こまる

第6章

自分の欲求に耳を澄まそう

エピローグ

「元気だな」と思うあなたは元気そのものです

装丁　小口翔平＋岩永香穂＋谷田優里（tobufune）
協力　やませみ工房

プロローグ

ヒトはもともと肉食動物だった

肉と光で、なぜ気分が高揚するのだろうか

子どもは肉料理が大好きです。育ち盛りの子どもはとくにそうで、母親がカレーやシチューを作ると真っ先に肉を食べます。晩ご飯に焼肉やトンカツが並ぶと「わーい、肉だ！」と歓声を上げる子は少しも珍しくありません。

大人だって同じです。

仕事が終わって家に帰った父親は、テーブルに肉料理が並んでいれば「おっ！」と気分が高揚します。「よし、これ食べて疲れを吹き飛ばそう」と元気が出てきます。休日に家族揃って晩ご飯を食べるときでも、ホットプレートで肉を焼いて食べるような食事なら会話も弾むし、雰囲気も明るくなります。母親もそういうときは赤ワインを楽しみたくなります。みんな上機嫌で食事ができるのです。

肉を食べると快活になる、元気になる、楽しくなるというのは、たぶんほとんどの人が

実感として頷けると思います。たとえ気分的なものだとしても、たしかにエネルギッシュになるように感じるのです。

もちろん肉は高カロリーです。タンパク質や脂肪といった人間のエネルギーの素となる成分がたっぷりと含まれています。食べれば元気になるというのは生理学的に説明できます。でも、食べているだけで元気になるというのは完全に気分の問題です。いったい、あの気分はどこから生まれてくるのでしょうか。

同じことは光にも言えます。

朝起きて青空が広がっていればそれだけで「さあ、頑張ろう」という気になります。ずっとデスクワークを続けている人でも、昼休みに外に出て眩《まぶ》しい日差しを浴びると解放感に包まれます。どんよりとした空よりも、日の光に満ちた青空のほうが元気になれるというのは、たぶんほとんどの人が感じることだと思います。

光と肉でなぜ元気が出るのでしょうか？

その理由を脳内の神経伝達物質、セロトニンで説明することはできます。

たとえばうつ病になると脳内のセロトニンが減少します。肉にはこのセロトニンの材料となるアミノ酸の一種、トリプトファンが含まれていますし、光がセロトニンの分泌を促すことも知られています。医学的な根拠はあるのです。

でも、肉や光が脳内のセロトニンの量を増やすまでにはタイムラグがあります。「わーい、肉だ！」とか「さあ、晴れたぞ！」という高揚感が、なぜその場で生まれてくるのかという疑問への答えにはなりません。

体の奥から目覚めてくるものがある

わたしは自分が精神科医だからという理由だけでなく、**こころの健康にとって気分的なものは大切**だと考えています。肉や光で高揚感が生まれるというのが、たとえ気分的なものに過ぎないとしても、**脳が快感に満たされるということですから、こころの健康にはプラス**になります。

精神科医はうつ病の患者さんに対して、「もっと外に出て気分を変えたほうがいいですよ」とか、「晴れた日は散歩するだけでも気持ちが明るくなりますよ」といったことをよくアドバイスします。これも日常生活の気分転換です。

そこでもし、「そんなことしたってうつは治らない」とか、「こんなに落ち込んでいるのに散歩なんか」と拒否感を持つ人がいたら、うつはなかなか改善されません。気分転換のきっかけさえ失ってしまうからです。

でも、「騙されたと思って」というぐらいの気持ちでアドバイスを受け容れてもらうと違ってきます。たしかに外に出ることは気分を変える程度の効果しかありませんが、その程度のことでも**「気持ちいいな」とか、「この感覚、ずいぶん忘れていたな」と気がつくことがある**からです。「これからは、毎日少しの時間、外で過ごしてみようかな」という気持ちになっただけでも、うつはずいぶん改善されたことになります。

そして、忘れていたものを思い出します。

これは肉にも言えないでしょうか。

年齢を重ねてくるととくにそうですが、家庭での食事はあっさりしたものになってきます。野菜料理が中心になり、肉のような脂っこいもの、コレステロール値の高い食材は敬遠されます。「もう若くないんだから」とか、「これからはカロリーを摂ることよりも胃に負担の少ないものを優先させよう」と考えるからでしょう。味付けもあっさりしている料理のほうが体にはいいように感じます。

ところが、そういう食生活でもたまに肉を食べるとやっぱり嬉しいのです。気分も若返ったように感じるし、元気が出てきます。いつもの野菜中心の料理のときには口数も少ないのに、肉料理になるとにぎやかになってきます。「久しぶりだな」「やっぱり美味しいね」と会話も弾んできます。「たまには肉も食べなくちゃ！」とつい声に出してしまいます。

わたしは**〈光と肉〉**には気分を高揚させる効果があると思っていますが、それがどこから来るのかと考えたときに、一つの答えを出せるような気がします。

たぶん、**体の奥から目覚めるものがある**のです。**〈光も肉〉も、動物としての人間には欠かせないものであり、たとえ高齢になってもそれを求める本能までは失われていない**からです。

光の中で動物を狩ってきたのが人間

「いきなり何の話だ」と言われそうですが、少し壮大なイメージを浮かべてみましょう。

人類の発生はアフリカ大陸のサバンナといわれています。これにはいろいろな説がありますし、どれくらい昔のことなのかもはっきりはわかっていません。

でも仮に、定説に従って25万年前のことだとしても、圧倒的な長い年月をおもに肉を食べて生きてきたことになります。農耕が始まったのが1万年前だとしても、人類の歴史で考えれば穀物や野菜を食べ始めたのは「つい最近」のことでしかありません。日本人は、農耕にはたった2000年の歴史しか持っていないのです。稲作が始まったのが紀元前300年ごろとされていますから、それ以前はもちろん、それ以後しばらくの間も、ほとんどの日本人は動物を狩り、魚介類を獲り、木の実や草の実を食べて生きてきたことになります。

狩猟も採集も、明るい日の光の中で行われたはずです。

しかも動物の狩りは、森を駆け巡って獲物を追いかけたのですから、度胸も体力も要る仕事です。おそらく若いオトコの仕事だったはずです。

木の実や草の実、あるいは海辺で貝を採取するような仕事はオンナの人が受け持ったかもしれませんが、これも天気のいい日に青空の下で行われたはずです。

日が落ちる前にオトコたちは獲物の動物を持ち帰り、待ち構えた家族と一緒に食べたのでしょう。でも、狩りはいつも成功するとは限らず、何日も木の実や草の実だけで飢えをしのいだときがあったはずです。むしろそういう日は珍しくなかったはずです。

そこでもし、何日ぶりかでオトコたちが獲物の肉を家族のもとに持ち帰ればどうなるでしょうか。

「わーい、肉だ!」という歓声が、やっぱり沸き起こったはずです。子どもたちは躍り上がり、オンナたちも老人も笑みを浮かべてオトコたちを迎えたはずです。もちろん、オトコたちの顔も誇らしさに満たされています。肉を食べるときの高揚感というのは、人類の長い歴史を考えてみるととても自然な感情だという気がしてくるのです。

自然な食生活って何だろう

食べ物が体を作るということは誰でも知っています。骨も筋肉も、血管も内臓も、そしてもちろん脳も、その成分となるものは基本的には食べ物から摂取します。

ということは、人間の体はもともと自然の中に存在した食べ物で作られているということです。木の実や草の実、動物や魚介類で体を作ってきたということです。

その中でいちばん栄養があって満腹感をもたらすものは言うまでもなく動物の肉でしょう。魚介類は海辺でなければ採取できないし、木の実や草の実は保存こそできますが収穫量としてはわずかなものになります。人間の歴史をさかのぼれば、わたしたちはおもに肉を食べ、木の実や草の実で空腹感を補ってきたことになります。つまり、自然な食生活という言葉を使うのでしたら、たとえ「原始的」と言われても肉を食べることは人間にとって極めて自然な食生活と言ってもいいはずです。

ところがいつのころからか、自然な食生活といえば野菜や穀類中心の食事、肉は控えめにしてタンパク質は大豆のような植物性の食品で補う食事を意味するようになってきました。とくに高齢者ほどその傾向が強くて、たまに肉料理を食べたいと思っても、「もう歳なんだから」とか「ちょっとコレステロール値高いから」と自分でセーブしたり、あるいは夫婦の場合でしたら妻が「あっさりした料理のほうが体にいいわね」と気遣います。

もちろんわたしも野菜や穀類はとても大事な食品だと思っています。年齢に関係なく、食生活はさまざまな食材をバランスよく料理することがいちばん健康的でしょう。言うまでもないことです。

でも、そうだとすれば肉だけを必要以上に悪者視する必要はないし、たとえ歳をとっても人間の体には欠かせない食べ物だということにも変わりはないはずです。むしろ、本文の中でも詳しく説明していきますが、**いつまでも若々しい体と脳を保つためにも、人間はいくつになっても肉を食べたほうがいい**と考えています。これは、わたしが長く高齢者の医療を続けてきた中で学んだことです。厚生労働省も最近この考えを推しすすめています。

少なくとも、こういうことは言えるはずです。

肉を食べることで人間は生き延びてきました。知能を発達させ、寿命を延ばしてきたのも、気の遠くなるほど長い年月、肉を主食としてきたからです。ありとあらゆる食べ物があふれる時代になっても、肉を食べるときに湧き起こる高揚感こそ、もっとも自然で本能的な喜びになっています。

気分の若々しさが脳の老化を防いでくれる

脳の老化は前頭葉から始まります。ここは感情をコントロールする部位ですから、その機能が衰えてくると怒りっぽくなったり、逆にふさぎ込んで不機嫌になったりします。意欲や好奇心が失われたり、身の回りに無関心になったりします。ひと言で言えば、溌剌《はつらつ》さがなくなってくるのです。

それが長引くと、気分的にうつ状態になります。じつは前頭葉の老化がもたらすうつ気分というのは、少しも珍しいことではなく、しかも早いときには40—50代から始まる場合もあります。

脳の老化といえば誰でも思い浮かべるのは認知症ですが、わたしはそれよりも、このうつ気分のほうがはるかに怖いと思っています。

大部分の認知症は80代になって発症しますが、うつはそれよりはるかに若い世代、60代や70代はもちろん、もっと若い世代にも起こり得るからです。つまり、中高年になったらまず注意すべきはうつ病なのです。

しかも、うつ病は認知症のリスクを高めます。これは想像していただければわかると思います。

無気力や無関心、沈んだ気分のままで毎日を過ごすようになれば、脳が刺激されることもなくなります。

わくわくしたり、ドキドキしたりといった新鮮な感覚がなくなるのですから、脳の老化もどんどん進んでいきます。

認知症は脳の老化がもたらす自然な姿ですが、うつ病はそれを不自然に早めてしまう危険性があるのです。

光や肉がもたらす高揚感がなぜ大事なのか、ここまで書けばあなたにも想像できると思います。

どちらもたしかに気分的な効果が大きいものが、**いちばん身近にあって、いちばん手軽に気分を明るくしてくれます。元気が出るし、朗らかになります。**

もちろんそれが決して気分だけではなく、医学的にもしっかりした根拠のあることだというのは本文の中でも説明していきますが、**まず気分は大事です。脳が若々しい人は、いつも気分の若々しい人。**そのことにもあなたは気がついていると思います。

光を浴びる。

肉を食べる。

そのたびに生まれる高揚感が、脳の若さを保ってくれるのです。

第1章

閉じこもるのは不自然だと感じるとき

「こころの休養」と「体の休養」は違う

うつ病と診断されて会社を休んでいた50代の男性が、「何か軽い運動でもやってみませんか」という医者の勧めでテニスを始めたそうです。

体を動かすのも億劫なくらい無気力なのに、いまさらテニスなんてと最初は思ったそうです。しかもちゃんとしたコートでボールを追いかけたこともありません。まったくの初心者ですから気が進まないのも当然です。

それでもやってみる気になったのは、「閉じこもっているよりマシですよ」という医者のひと言に納得したからだそうです。

「ずっと閉じこもっているんだから、外で体を動かせば気分が変わるかもしれない」

近所に公園があって、そこのコートでいつもテニスをしているグループがいたので声をかけてみたら、「わたしたちはただの仲良しサークルだけど、よかったらどうぞ」と誘ってくれました。

やってみると楽しいのです。サーブもレシーブもボールがどこに飛んでいくのかまったくわからないし、これまでの仕事はデスクワークなのでコートを走り回っているだけでクタクタになります。しかもサークルの仲間には自分よりはるかに年配の女性も混じっているのに、みんな軽々と動き回っています。

それでも楽しいなと思ったのは、気分が浮き立ってくるからです。時間にすれば1時間ほどですが、日の光の中を走り回って汗をかくだけでこころが軽くなっていくような気がします。

ところが、同じ職場の営業部員が偶然、テニスをしているこの男性を目撃してしまいます。

「うつ病で休職中だって聞いたけど、元気じゃないか」

それが社内に広まって、「彼はサボっているだけじゃないか」と思われたといいます。

もちろん誤解に過ぎないのですが、こういうケースは、わたしも何度か耳にしたことがあります。なぜそんな誤解が生まれるのか。こころの休養と体の休養はまったく違うものだということを、理解していない人はほんとうに多いのです。

どんなに休んでもこころの疲れは消えない

50代ともなれば、自分の肉体的な衰えについては自覚が出てきます。「以前のようなムリはできないな」とか、「休めるときにはたっぷり休養したほうがいいな」という気持ちになります。

けれども同時に、踏ん張らなければいけない年代です。家のローンが残っていたり子どもの教育費のことを考えると、「ここはつらくても頑張るしかない」と言い聞かせてしまいます。職場ではまだまだ責任の重い仕事を任されますし、部下を率いる立場ともなれば弱音は吐けません。

するとどうしても、週末は体の休養を優先させたくなります。ゆっくり休んで疲れを取って月曜日に備えようとします。ここで考えていただきたいのは、ほんとうに疲れているのは体なのか、こころなのかということです。

体が疲れているだけなら、たしかに休養は必要です。家の中でゆっくり過ごすのがいちばんでしょう。でももし、**疲れているのがこころだとしたら、むしろ外に出て日の光を浴びながら過ごしたほうがいい**のです。スポーツができなければ、ただの散歩でもいいし、公園で子どもたちのサッカーや野球を見物するだけでもいいです。

外に出るというのは、気晴らしと言えば気晴らしです。

でも家の中で過ごすより、はるかに仕事や職場を忘れることができます。心配事や月曜日からの予定を思い出さなくて済むし、上司の顔も思い浮かべなくて済みます。外にいれば老人や子どもや家族連れや若者、いろいろな世代の人に会いますから、ふと思い出すこともあるでしょうが、そう多くはないはずです。

これは**自分のこころと向き合わなくて済むということ**です。**悩みや不安、義務感や重圧感から解放されるということ**です。一方で、室内で体を休めて過ごすとどうなるでしょうか。

肉体的な疲れは取れるかもしれませんが、精神的な疲労感が消えるとは限りません。いくらのんびり過ごしても、頭の中に仕事や職場のことが居座り続けてしまえばこころの疲労感は蓄積し続けるからです。ましてそこに、人間関係の悩みや将来への不安が入り込んでしまうと、家の中にいてもジッとその不安や悩みと向き合うだけになってきます。

そろそろこころの休養にシフトさせていこう

べつに50代に限った話ではありません。若くても、あるいは会社勤めでなくても、体の休養とこころの休養は違うのだということだけは理解しておいてください。

うつ病の人にわたしたち精神科医が、「なるべく外で遊んでください」とアドバイスするのも、たとえそのことで体が疲れてもこころの疲れは軽くなるからです。悩みや不安が小さくなれば、体の疲労感はむしろ気持ちのいい睡眠や食欲を促してくれますから、結果として体も元気になります。

まして中高年世代の場合、そろそろ脳の老化、とくに前頭葉の萎縮や機能低下が始まる年代です。意欲が衰え、気分的な落ち込みも出てきます。それに加えて脳内のセロトニンが減ってきます。どちらも加齢による自然な現象ですから、個人差はあっても大きな傾向としては誰にでも起こることです。

セロトニンという言葉はここまでにも出てきましたし、この本の中にはこれからもしばしば登場するでしょうから、ご存じだと思いますが一度、簡単に説明しておきましょう。

セロトニンは「幸せ物質」という別名もあるくらい、幸福感と密接に結びついています。とくに理由もないのに何となく幸せな気分に包まれるような感覚、目に映る風景や出会う人に対して自然に笑顔が浮かんでくる感覚、**「多幸感」**とも言いますがそういう気分を作り出してくれます。

脳内のセロトニンが減ってくると、気分が沈んだりちょっとしたことでイライラしたりといった感情の不安定が起こります。いわゆるうつや不安状態になってくるのです。

うつ病の治療法はさまざまですが、薬を使う場合にはおもにこのセロトニンの量を増やす方法が選ばれます。正確に言えばシナプスと呼ばれる神経細胞の接続部分でセロトニン濃度を増やす方法ですが、プロローグでも触れましたようにたとえ濃度が増えてもうつ状態が改善されるまでには2週間ほどのタイムラグがあります。

ということは、症状が進むほど治療にも時間がかかるようになるということです。40代を過ぎると脳の老化に伴って自然にセロトニンは減少してくるのですから、何となく気分が落ち込んでいる状態をそのままにしておけば、50代以降になって本格的なうつ病に陥ってしまいます。

そうなってしまう前に心がけてほしい日常習慣、それが外に出て〈光を浴びること〉、そして〈肉を食べること〉なのです。

この章ではまず外に出ることの効用を説明しますが、どちらにしても気分の問題だけでは済まされないしっかりとした根拠があります。

日光の下はなぜ「気持ちいい」のか

職場であれ家庭であれ、わたしたちは一日中、明るい照明に包まれて暮らしています。

デスクワークをしていて「暗いな」と感じる人はいないし、晩ご飯のテーブルを「暗いな」と感じる人もいません。じつは家庭内の照明に限って言えば、日本人はアメリカやヨーロッパの人々に比べてはるかに明るい光の中で暮らしています。

ちょっと余談になりますが、わたしが精神分析の勉強でアメリカに留学していたとき、個人的に英語のレッスンを受けたことがあります。わたしの借りていた家にアメリカ人の教師が来て教えてくれるのですが、「この部屋だと暗すぎるな」と思って明るい蛍光灯に入れ替えてみました。

すると部屋に入ってきた教師が、「明るすぎる」と文句を言ってライトを消してしまったのです。わたしとしては暗すぎるからちょうどいい明るさにしたつもりだったのに、それが彼女にとっては逆に明るすぎて不快だったようです。

欧米の家庭の多くは間接照明です。日本のように蛍光灯の光が直接室内を照らすようなことはありません。しかもほとんどが暖色系のライト、つまり蛍光色ではなく電球色ですから、日本人の感覚からすると家庭内の部屋はどこも暗いのです。そこに蛍光灯の直接照明を持ち込むと、「ここはオフィスや工場じゃない」と文句を言われてしまいます。

ところが、それほど明るい照明の中で暮らしているわたしたちでも、外に出ればやはり「眩しいな」と感じます。日の光や青空の眩しさは、蛍光灯の比ではありません。しかも朝は明るくなって夕暮れのころには暗くなります。一日中、明るい照明の中で過ごしていると外の明るさの変化には気がつきません。遅い時間まで仕事をしたり、家に帰っても深夜までテレビを眺めているような暮らしというのは、光に関して言えば自然のリズムとはまったく切り離されていることになります。

だからほとんどの人は、閉じこもった暮らしを続けていると「こういうの、不自然だな」と感じます。「たまには外の空気でも吸わないと」とか、「青空の下で体を動かしたいな」と感じます。都会暮らしの人はとくにそうで、自然に触れたいとまでは思わなくても、自分の暮らしの不自然さには何となく気がついてしまいます。

そういうとき、実際に外に出てみるとどうなるでしょうか。

青空や日の光に包まれていると、「気持ちいいな」と思いますね。

「この感覚、ずいぶん忘れていたな」と気がつくはずです。

そのとき、脳の中では何が起きているのか少し考えてみましょう。

光が人間の体内リズムを作ってくれる

北欧のような冬の長い国はとくにそうですが、日の光を浴びることもなく室内に閉じこもって暮らすと、気分がだんだん沈んできます。「冬季うつ」病という言葉もあるくらい、日光の明るさはわたしたちには欠かせないものなのです。

実際、うつ病の治療には光療法と呼ばれるものがあります。人工的な強い光を一定時間、浴びるだけの治療ですが、症状の改善には効果があります。

光を浴びるとセロトニンの濃度が高まります。それによって落ち込んだ気分が軽くなってくるのですが、もう一つ、大事な理由があります。**睡眠に関係するホルモン、メラトニンの分泌にも影響を与える**ことです。

うつ気分のときは睡眠も浅くなり、昼はぼんやり、夜は眠れない、朝もスッキリ目が覚めないといった状態になりがちですが、閉じこもって暮らせばますます昼夜の区別がなくなります。体内リズムが狂ってくるのです。

朝の光を浴びると、この体内リズムがリセットされて「さあ、一日が始まるぞ」という気持ちにさせます。これは気分的なものではなく、メラトニンの働きと大きく関係しています。

青空や日の光はメラトニンの分泌を減少させます。逆に暗くなってくるとメラトニンの分泌が増えてきます。メラトニンには脈拍や体温、血圧などを低下させる働きがありますから、分泌が減ると活動的になり、増えてくると眠くなります。つまり**光を浴びる生活が、メラトニンの分泌や量を調整して体内リズムを正常に保ってくれる**のです。

閉じこもって暮らすとどうなるでしょうか。

朝になっても活動的な気分にはなれません。夜も明るい照明の下で過ごしますから、自然な眠気は訪れません。人間に本来、備わっているはずの体内リズムが狂ってしまい、一日をただぼんやりと過ごすだけになります。

しかも**メラトニンは、年齢とともにその量が減っていきます。**若いうちはよく眠れても、高齢になると睡眠時間は短くなっていきますが、それはメラトニンの分泌量とも関係があるのです。

だとすれば、**いよいよ光を浴びる生活は大事**になってきます。高揚感のためだけでなく、人間が本来備えている体内リズムを取り戻すためにも、外で過ごす時間がわたしたちには必要なのです。

朝の光の眩しさ、なぜ大切なのか？

夏の季節でしたら、夜の7時を過ぎないと暗くなりません。

朝は4時になるともう、空が明るくなってきます。地域によっても違いますが、朝日が昇るのは5時ぐらいでしょうか。

すると、「目覚めが早くて寝不足になる」という人が出てきます。

「やっと寝ついたかと思うともう、外が明るくなる」と溜め息をつく人もいます。最近の夏は猛暑ですから、どうしても寝苦しい夜になります。

でも、よく考えてみれば9時間は夜なのです。人工的な明かりがなければ、真っ暗な夜が長い時間、続きます。夏以外の季節、たとえば冬ならたっぷり12時間は夜が続くことになります。

そう考えると、大昔の人間にとって朝は待ち遠しい時間だったはずです。朝日が昇ると外に飛び出して、日の光の眩しさにうっとりしたはずです。

体内時計もその瞬間に完全にリセットされて、「さあ、動こう」という気持ちになります。メラトニンが減少して体が活動的になり、セロトニンが増えて気分も高揚してきます。そういう、本来であれば人間の自然なリズムがいまのわたしたちにはなくなっていること、これだけは言えると思います。

まして50代以降になると、加齢に伴う現象として脳内のセロトニンやメラトニンがはっきりと減ってきます。**年齢を重ねるほど、光を浴びる生活が大切**になってくるのです。

そういう時期に、仕事のある平日はともかく、せめて休日ぐらいは閉じこもる生活から抜け出さないと、気分的な落ち込みがしだいに慢性的になってしまいます。そうなってくると、脳の老化を加速させるだけでなく、ダメージも強まってうつ病にかかりやすくなる恐れも出てきます。

ちなみにあなたは朝の光の眩しさや、それを浴びることの気持ちよさとか高揚感を最近、感じたことはありますか？

思いっきりカーテンを開け、朝日を浴びながら大きく背伸びしたり、近所を歩いたり、ベランダや庭先で香り立つコーヒーを飲んだりしたことがありますか？

まずその程度のことでもいいですから、朝の青空と光の中に立ってみてください。これは一日の始まりにとってとても大切なことなのです。

ペットや植物がもたらす幸福感

ある会社のオーナーで、北海道に厩舎と牧場を所有している人がいます。この人は、社員のメンタルヘルスにも気を遣うらしく、社員がちょっと元気がないなと感じたときには業務命令として北海道に出張してもらい、そこで馬の世話をさせるそうです。

馬は朝が早いです。夜明けとともに厩舎から外に出して牧場の中で運動させます。決まった時間に食事をさせたり、糞を掃除したり、暗くなる前にはまた厩舎に戻します。嫌でも規則正しい暮らし、早寝早起き、そして日の光をたっぷりと浴びることになります。するとほとんどの社員は、しばらくすると元気になって仕事に戻れるといいます。「ホースセラピー」という言葉も実際にありますから、たしかにメンタルヘルスには効果があるようです。

しかも動物の世話というのは、馬に限らず思い通りにいかないことがしばしば起こります。言うことを聞いてくれないし、こちらの都合なんか無視します。それでいて要求だけはしてきます。犬や猫を飼っている人ならわかると思います。

でも、そのことで腹を立てる人はあまりいないでしょう。動物だもの、しょうがないと諦めます。

思い通りにいかないことがあっても、しょうがないとか仕方ないと納得する。あるいは「どうすればいいのかな」と考える。この経験はとても大切です。

なぜなら、気分が落ち込んだりうつになりやすい人ほど、「こうでなければ」とか「こうすべきだ」といった「かくあるべし思考」が強いからです。「かくあるべし」という思いが自分をどんどん追い込んでしまうという現実があります。

動物とつき合ってみると、この「かくあるべし思考」は通用しません。でも、思いがけず気持ちが通じるときもあります。「こうしてほしいな」とか「応えてくれるかな」という願いがあっさりと叶えられるときもあります。

草花を育てたり、家庭菜園で野菜を育てるようなことでも同じだと思います。「咲くはずだ」「実るはずだ」という願いが裏切られることは珍しくありません。「こんなに手をかけているのに、思い通りにはいかないもんだな」と納得するしかありません。

でも、諦めたころに花が咲いたり実がなったりします。するとやっぱり感動します。思い通りにいかないことも多いけれど、逆に思いがけない幸福感をもたらしてくれることも多いのです。

「成り行き任せ」の散歩もいいものです

こういう話を書いても、たぶん他人事のようにしか受け止めない人がいるはずです。

「動物なんか身の回りにいないし、家庭菜園なんて興味がない」

そういう人にとって、いちばん億劫に感じるのは「外に出て何をするんだ」ということでしょう。

「青空の下を散歩するのは気持ちいいかもしれない。公園で一休みするのもいいだろう。でも、それだけしかやることがないなら外に出てもつまらないじゃないか」

この感覚、たしかにわかります。

脳のためとか、セロトニンだメラトニンだと理屈を並べられても、つまらない時間を過ごすくらいなら家でテレビでも観ていたほうがマシじゃないかという感覚です。

それから「年寄りくさい」という人だっているでしょう。

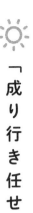

「いくら休日でも、昼からブラブラ散歩しているのは年寄りばかりだ。ああいう連中と一緒にされたくない」

この感覚も、まあわかります。

でもわたしに言わせれば、「外に出て何するんだ」という感覚こそ、「かくあるべし思考」だと言えます。

「用もないのに散歩するなんてヒマ人のやること」

「休みの日ぐらい、ゆっくり休養して英気を養わないと」

「翌週の仕事のことだって考えなくちゃいけない」

要するに、無為な時間を過ごすわけにはいかないという考え方だからです。休日でも、それなりに意味のある時間を過ごさなければいけないとどこかで考えてしまいます。

したがって、外に出るときにはいくつかの目的や用事を作ろうとします。その用事や目的が見つからない限り、当てもなく外に出ても無為な時間が過ぎるだけだと考えるのです。

でもこれは、流れや成り行きに身を任せることができない考え方ですね。もっと言えば、すべてのことに計画を立てて、その通りの結果を出そうとする生き方です。「かくあるべし思考」から少しも抜け出せないのです。

無目的、無計画でいいから、とにかく外に出て光を浴びてみるとどうなるでしょうか。何も起こらず、ただ退屈なだけかもしれません。でも思いがけない光景に出くわしたり、思いがけない人に会ったり、予想もしなかった展開に巻き込まれるかもしれません。**少なくとも、すべて成り行き任せという行動がずいぶん久しぶりだということには気がつく**はずです。

収穫ゼロ、それが当たり前だった時代もあります

釣り好きの人なら思い当たるでしょう。大物狙いで勇んで出かけたけれど、魚が一匹も釣れなかったときに「今日はボウズ」と落胆します。

では腹が立つかといえば、そうでもありません。「こういう日もあるさ」と割り切っています。「だから釣りは面白いんだ」と、負け惜しみを言います。

そういう言葉を聞くと、釣りに興味のない人は「何が面白いんだ」と思うでしょう。「せっかくの休みに朝早くから出かけて、おカネも時間もたっぷり使って手ぶらで帰ってくるなんて。スーパーで魚を買ったほうがずっと安上がりじゃないか」

でもそういう計算は釣り好きの人にはまったく通じません。

「面白いよ！　やってみればわかるさ」とニコニコしています。

収穫ゼロというのは、釣りや狩りの世界ではごく当たり前のことです。むしろ「今日は大漁！」とか「大物を仕留めた」という日のほうが珍しいはずです。

にもかかわらず、なぜあんなに夢中になれるのでしょうか、「バカバカしい」と呆れる人から見れば不思議になってきます。でも光を浴びる気持ちよさを想像すると、理由がわかってきます。

収穫は成り行き次第ですが、青空の下で海を眺めたり、川に向き合う時間が楽しいのです。海風、川風に頬をなぜられる快感もあります。頭を空っぽにして、ただ水の中にいるはずの魚を追う時間が幸せなのです。

プロローグにも書きましたが、日本人も大昔は狩猟生活でした。人間はもともと、光の中で動物や魚を捕らえて生きてきました。

これは農耕に比べればきわめて効率の悪い仕事だったはずです。栽培する穀物や野菜が収穫ゼロというのはよほどの天災でもない限りあり得ませんが、狩猟ではごくありふれた出来事になるからです。

それでも天気さえよければ森や海辺に出かけたのは、もちろん生きるためです。いまのわたしたちが、毎朝職場に向かうのと同じで、食うためです。ただし大昔は成果ゼロの日が当たり前のようにありましたが、いまの時代はそれが許されないような雰囲気がありまます。効率とか生産性がどこまでもついて回ります。

外に出て光を浴びるということは、そういう息苦しさから抜け出すことです。べつに何の収穫もなくても、**生きるためには大事なことなんだという感覚をぜひ、取り戻してください。**

光を浴びると、どこまでも自由でありたくなる

一昔前まであんなに流行っていたゲートボールが見られなくなりました。理由はいろいろあるのでしょうが、現代の高齢者にとってあまり魅力が感じられないのでしょう。「何だか年寄りくさい」というイメージもあります。

わたしはゲートボールに詳しくありませんが、ただ無邪気に遊んでいるようには見えません。細かいルールとか順番とか作戦とか、あるいはチームワークといったものも要求されそうです。これではせっかく日の光を浴びて自由に過ごせる時間なのに、窮屈な気分になってしまいます。

だから、どうせ外でボールを転がすならゴルフのほうがずっと楽しいのにと思っています。広い芝生の原っぱで思いっきりボールを打って、飛んでいったボールを歩いて探してはまた打つ、最後は小さなカップの中にそのボールを入れればいいのですからとても自由

でシンプルです。ゴルフ場に出かけるまでが面倒ですが、もし近くにあるなら高齢者でも思う存分、光を浴びて楽しめるような気がします。

ましてや70歳前後の世代にとって、ゴルフは馴染み深いスポーツです。接待や上司とのつき合いで休日にはゴルフ場に出かけていました。家のどこかにクラブ・セットが眠っている人も多いはずです。

しかもいまなら、誰にも遠慮はいりません。気の合う友人とのんびり、光を浴びながら歩くことができます。

外に出て光を浴びるというのは、何をしてもいいし何もしなくてもいいということです。むしろ用事や目的なんかないほうが自由な時間を楽しめます。「ちょっと近所をブラブラ」のつもりで家を出たら、電車に乗って郊外まで足を伸ばしたくなり、眺めのよさそうな駅で降りてそのへんの野山を歩き、お腹が空いたので通りがかりの小さな店で蕎麦を食べ、満足してまた電車で家に帰ったらもう夕方になっていた。そういう休日があってもいいはずです。

いまの時代、わたしたちはもう生き延びるために外を歩き回らなくても済みます。

そのかわり、目的も目標もなく光を浴びて自由な時間を過ごすことができます。

しかもそれによって、本来、**人間に備わっていた自然なリズムや幸福感を取り戻すことができます。**閉じこもって暮らしても体の自然なリズムは失われ、「かくあるべし思考」からも抜け出せないのですから、あとはただ、何も考えないでとにかくドアを開けて光の中に踏み出すだけのことです。

まず、自分のこころを解き放ってみよう。

晴れた日の朝には、ぜひそう言い聞かせてください。

第2章

こころに素直な暮らし、まず肉を食べよう

「いつまでも若々しくて元気な人」に学ぼう

医者の仕事は病気を治すことです。ものすごく単純に言えば、そうなります。

したがって、医者は健康な人の食事も含めた生活習慣を調べることはありません。ほとんどの場合は、病気の人を診察してその原因とか、治療法を考えます。健康で長生きしている人を調べて、「なぜこの人はこんなに若々しくて元気なのか」という研究はあまりしないのです。

これはまあ、仕方がないといってしまえばそれまでなのですが、わたしたちにとって困ることがあります。病気にならないためには何に注意すればいいのかということは教えてくれても、いつまでも元気に、若々しく生きていくためにはどうすればいいのかという、いわば積極的な健康法は教えてくれないのです。

たとえばスポーツでも勉強でも、あるいは仕事でも、わたしたちは「できる人」から学ぼうとします。「あのやり方を真似してみよう」とか、「ああやればうまくいくんだな」というコツを盗もうとします。成功している人のノウハウを抽出するというのは、少しも邪道ではないし、むしろ真っ当なやり方です。

もちろんそこで、ミスをしないための心構えとか疲労を蓄積しないためのトレーニング方法といったいわばリスク回避のノウハウを学ぶことも大切でしょう。健康法でいうなら、塩分を控えるとか脂っこいものは摂りすぎないといったようなことです。

それによって検診の数値は基準内に収まるかもしれませんが、そのことがいつまでも若々しいこころと体を作ってくれるかどうか、それはわかりません。

たとえば高齢になっても元気な人の中には、血圧やコレステロール値が高めの人はいくらでもいるからです。

むしろ、「なぜこの人は元気なのか」をダイレクトに探ったほうが、はるかに現実的で有効な答えが見つかるはずです。

そこで結論から書いてしまいますが、**いくつになっても元気な人ほど肉が好きだし、ふだんの食生活にも肉料理が取り入れられているということ**です。たとえば100歳を超えるまで現役の医師として活動し続けた日野原重明先生（105歳没）は、週2回の肉料理を楽しんでいました。

そもそも、戦後数年までは世界でもトップレベルの短命国だったのに、肉を食べる食生活に変わってから世界一の長命国になったという例があります。言うまでもなく、日本がその国なのです。

エネルギッシュな人の食生活が教えてくれるもの

「長寿の人は何を食べてきたのか」というテーマで研究を続けた人がいます。医学博士の柴田博さんですが、その成果を『長寿の嘘』（ブックマン社）という本にまとめ、わたしはそこに解説文を書かせていただいたほど柴田さんの意見や指摘には納得しています。

その何よりの理由は、柴田さんがもともと、百寿者（百歳まで生きた人）の研究を続けてきたことにあります。病気の人ではなく健康で長生きした人、日本はもちろん、世界中の百寿者を調べてその食生活を探り、さまざまな数値データも検証した上で研究成果をまとめているのですから、いわば長寿のノウハウが凝縮されているのです。

柴田さんの意見をひと言に要約すれば、**長生きする人は肉を食べてきた**、ということになります。少しぐらいコレステロール値が高くても、あるいは小太りでも、肉を食べてきた人がいちばん長生きするというデータをいくつも挙げています。

わたしが納得する理由はもう一つあって、自分自身、高齢の患者と長く向き合ってきた中で、いくつになってもこころと体の元気な人には共通点があると気がついていました。**血圧や血糖値が高めでも、エネルギッシュで若々しく見える人は、中年世代のころから肉をよく食べていたし、太り気味の人が多かった**のです。

こういった観察結果は、いわゆる治療医学の見解とは正反対になります。日本は世界でも例を見ないくらい健康診断に熱心な国ですから、中高年になると結果が通知されるたびにあちこちの数値に異常が出てきます。異常といっても、医学界が決めた正常値の枠内に収まらない数値であるというに過ぎません。

しかもその大部分がコレステロール値や血圧、そして血糖値です。あるいはメタボ健診で引っかかってしまうというケースです。

そのとき、「でもこんなに調子いいし、元気なんだから気にしなくていいや」とのんきに構える人と、「まずいな。薬を飲んで数値を下げて、食事も脂っこいものは控えなくちゃ」と受け止める人では、結果としてどちらが健康で長生きできるかというデータはありません。

ところが柴田博士の研究では、**どの数値でも基準より高めの人たちのほうが健康で長生きしている**ことがわかったのです。これは少なくとも、肉を食べることが健康の妨げではなく、むしろこころと体の健康を支えてくれるということです。わたし自身の実感とも一致するのです。

丈夫な血管を作ることも大事

中高年になると誰でも気になってくる数値の一つが血圧です。塩分は控えなければ、料理は薄味にしなければと考えてしまいます。

なぜ血圧が高いとダメなのでしょうか。

血管が破れて脳卒中を引き起こしたり心筋梗塞を起こす危険性があるからだと教わります。たしかに高齢になるほど血管は細く、脆《もろ》くなってきますから血圧が高いと破れてしまうような気がします。

事実、戦後の一時期まで160くらいの血圧で、脳卒中で倒れる高齢者が大勢いました。寒い地方はとくにそうですが、冬はどうしても血圧が高くなります。家の中も寒いし、風呂場やトイレはもっと寒いからです。

おまけに塩分の多い食事でした。みそ汁に漬物、塩引きの魚といった料理ですからふだんから血圧も高めです。それで血管が破れてしまうケースが多かったのですが、いまはずいぶん脳卒中のような病気は減っているし寿命も延びています。

その理由を、治療医学の立場から説明すれば塩分を控えて血圧を正常にしたからだということになります。高血圧でも薬を飲んで基準値の130以下にコントロールしていれば脳卒中は予防できるということになります。

でも、見方を変えるとどうなるでしょうか。

血管が丈夫になれば、血圧が高くても破れることはないはずという考えも成り立ちます。事実、いまの時代でしたら200近い血圧でも血管が破れるような人はめったにいません。もちろんわたしのこういった説明に対してはいくらでも反論が出てくるでしょう。ただ、血圧を下げるだけでなく丈夫な血管を作ることも疾病の予防になるということは言えるはずです。

車のタイヤでいうなら、古くてゴムの劣化したタイヤはパンクしやすくなりますが、新品のタイヤ、つまりゴムが弾力に富んで丈夫なら空気圧が高くてもパンクしにくいというのと同じです。血管が弱いから血圧を下げなくちゃというのでしたら、血管を丈夫にすればいいという答えも成り立つということです。

コレステロール値や肥満の問題でも同じですが、高齢者は肉を控えたほうがいいというのはすべて、老化した体をそのまま長持ちさせるための消極的な対応になります。肉に含まれるタンパク質や脂肪、そしてコレステロールだって、脳細胞や血管を丈夫にしたり筋肉を作ってくれる大事な役割があります。

そして何より、**〈肉や光〉が生み出す高揚感こそが、高齢者の生活をエネルギッシュにしてくれる**という事実があるのです。

「肉でも食べようか」＝「元気出そうよ！」です

わたしはこの本で、〈光と肉〉がもたらしてくれる気分的な高揚感について、まず説明してみるつもりです。

それと同時に、医学的あるいは栄養学的な根拠についても説明していくつもりですが、**いちばん大事なのは気分**だと思っています。とくに食べることに関しては、肉料理を囲んだときに生まれる盛り上がりとか、活発なやり取りがわたしたちを元気にしてくれるという事実があるからです。

たとえばかつては、職場では仕事帰りに上司が部下を誘うシーンがふつうに見られました。ミスをしたり、思うように成果が上がらなかったり、あるいは残業続きでくたびれた様子の見える部下に上司が声をかけます。

「肉でも食べようか」

若い部下ほど、この一声には喜んで応じました。

「一杯、やっていくか」という誘いの言葉もありましたが、これだと何だか向き合って説教でもされそうです。酔えば上司の口からは自慢話が出てくるかもしれません。それに、一杯で終わるはずがないのですから帰りも遅くなります。

その点で、「肉でも食べようか」という誘いは朗らかだし、わかりやすいです。「元気出そうよ!」と励ましてくれたのと同じだからです。

それで連れていかれたのが焼肉屋だったとして、ややこしい会話にはなりません。肉を網や鉄板に乗せ、熱々のままでフーフーいいながら頬張るのですから短い言葉のやり取りしかできないのです。ひっきりなしに新しい肉を乗せ、焦げないうちに食べますから上司も部下も忙しいです。飲み物はたいてい、ビールです。これも注いだり注がれたり、「さ、グーっといこう」と上司は快活に勧めてくれます。

たちまちお腹がいっぱいになります。

「元気出たか?」と上司が笑顔で尋ねれば、「はい、おかげさまで!」と部下も笑顔で答えます。「肉でも食べようか」という誘いは、部下にとっては何よりの元気づけになったのです。

「肉系レストラン」の人気を支えるのは女性客?

肉は「さあ、食べよう!」という気分にさせてくれます。

野菜や魚料理のように彩を楽しむ、眺めて楽しむ、香りや鮮度を味わうということはそれほどありません。目の前に焼きたて、揚げたての肉があれば、とにかく熱いうちに頬張りたくなります。変な言い方ですが、どこかアグレッシブになってきます。

「肉を食べたい」という気分も、同じです。

「スタミナつけなくちゃ」とか、「元気出さなくちゃ」という意気込みがあります。「いつまでも落ち込んでいてもしょうがない。肉でも食べて元気出そう」と自分を励まします。

ここまでにも書きましたが、いくら肉料理でも食べてすぐにどうにかなるわけではありませんから、すべては気分の問題です。

立ち食いステーキで評判になった店も、たぶんそういう気分的なものを上手にすくい取ったのでしょう。アグレッシブになってしまえば、立ち食いなんか気になりません(テーブル席もありますが)。

意外に感じるのは女性客が多いということです。ステーキの立ち食いですから店の中には食欲旺盛な男性しかいないようなイメージですが、ランチタイムの行列でも若い女性客が並んでいるし店内にも家族連れや中年の女性がふつうに見られます。

ステーキに限らず肉料理は女性に敬遠されるというイメージがあります。野菜料理に比べてヘルシーじゃないとか、美容やダイエットの妨げという思い込みもあります。

では女性は肉が嫌いなのでしょうか?

そんなことはありません。わたしの周りを見ても、いくつになっても若々しくてエネルギッシュに活動している女性はみなさん、肉料理が好きです。90歳を過ぎてもなお、旺盛な執筆を続けている瀬戸内寂聴さんも肉が大好きといいます。

でもこれは、考えてみれば当たり前の話ですね。

人間はそもそも肉食なのでした。狩りをしたのは男性でも、獲物の肉は女性も子どももも老人も大喜びで食べてきたのです。

ましていまの時代は、ビジネスの世界でも女性は男性に劣らずパワフルな仕事をしています。大昔でいうなら男性と並んで狩りをしているのと同じです。肉がいちばんのご馳走になってくるのは当然のことなのです。

理屈では抑えきれない本能のたくましさ

70代前半の男性からこんな話を聞きました。この男性は定年退職した後、晩ご飯はほとんどが妻の手料理だそうです。

「ところが肉はめったに出ない。血圧も血糖値もコレステロール値も数値が高めだから、体に悪いと言って野菜と魚中心の料理しか作ってくれない」

でも自分の体のためを思って献立を立ててくれるんだと考えれば、妻に文句は言いづらいです。「最近、肉を食べてないなあ」と遠回しに催促しても、「体が慣れたのね」と取り合ってくれません。

そこである日、外出先の妻から「少し遅くなるので晩ご飯はお惣菜でも買って先に食べてください」と電話があったので、喜び勇んで近所のスーパーに出かけ、大きな鶏のもも肉の照り焼きと豚の角煮を買い込んで「さあ、久しぶりの肉だ」とテーブルに並べました。どちらも一人前の分量ですから、「これくらいならペロリといけるな」と思ったそうです。

ところが食べ始めると間もなく、用事の済んだ妻が帰ってきました。テーブルを見るなり、「あら、美味しそうね」といって早速、豚の角煮をパクリ。独り占めするつもりだった鶏のもも肉もナイフで切り分けて半分にして、自分の皿に移してこれもパクリ。

「おいおい」

思わずこの男性は声が出たそうです。

「肉は嫌いじゃなかったのか？」

「わたしは好きですよ。嫌いなんて一度も言ってませんよ」

たしかにそうでした。でもこの男性は、どうせ妻は食べないだろうから自分一人が食べるのにちょうどいい量を買ったつもりです。それが結局、半分に減ってしまったので大いに考えたそうです。出した結論はこうです。

「よし、これからは食べたくなったら自分で肉を焼こう。どかんと焼けば妻だって喜んで食べるんだから」

わたしもそう思います。野菜や魚料理も大事ですが、無性に肉が食べたくなるときもあります。そういうときは、年齢など気にしないで思う存分、食べていいはずです。理屈で本能を封じ込めるのは、どこか不自然だからです。

脳は肉を求めています

少し医学的な話をしてみます。

「幸せ物質」セロトニンについてはすでに説明していますが、**セロトニンの材料となるのはトリプトファンと呼ばれる必須アミノ酸の一種**です。「必須」というのは、人間の体では作り出せないので食べ物から補給するしかないという意味で、それくらい大切な成分なのです。

トリプトファンはタンパク質から作られますから、つまり肉を食べることがセロトニンの量を増やしてくれることになります。セロトニンはもともと脳内に微小な量が存在していますが、すでに書いたように年齢とともに減少してきます。したがって、**年齢を重ねるほどに不足するセロトニンは、肉を食べ、また光を浴びることで補う必要があります。**

肉のコレステロールはしばしば悪者扱いされますが、じつは脳の細胞膜の材料となっているのもコレステロールです。しかもセロトニンを脳に運ぶ役割を果たしているとされます。つまり肉には、幸福感をもたらすだけでなく脳細胞を強化する働きもあるのです。

そして、この本の中でも折に触れて説明していきますが、コレステロールにはほかにも大切な働きがあります。わたしたちの体に必要なさまざまなホルモンの材料でもあるのです。

たとえば免疫の働きを持つステロイド系のホルモンや、男性ホルモンもコレステロールが材料です。ホルモンは種類も多く、その働きも非常に複雑で中途半端な説明ではかえって誤解を招くかもしれませんので、ここでは基本的なことに留めますが、**肉のコレステロールが体とこころの元気を作ってくれるということだけは事実**なのです。

ところが現実の食生活はどうでしょうか。

セロトニンが不足し始める年齢になって、肉を避けるようになります。

男性ホルモンが不足している年齢なのに、肉を食べないようになります。

どちらもこころと体の健康や、いくつになっても若々しくありたいという願望とは逆の生活です。どこか元気になれない、しょぼくれてきた、意欲も好奇心も薄れてきたと実感しながら、「でも歳なんだから」と言い聞かせて自分をごまかしている生活です。
それが脳には不満なのです。
無性に肉が食べたいと感じるときは、脳が求めているんだと受け止めてみましょう。

高齢女性が元気なわけ

「年甲斐もない」とか、「いい歳をして」といった考え方をするのは、女性よりむしろ男性のほうが多いようです。「70も過ぎてギラギラしてるのはみっともない」といった考え方をします。

女性はどうかといえば、80歳だろうが90歳だろうが若く見られることを素直に喜びます。実際、高齢の夫婦はほとんどの場合、女性のほうが活動的で元気です。男性は定年を迎えてしまうと人づき合いも減るし、外出の機会も減ってきます。最近は元気な高齢者がどんどん増えていますから、男性でも地域やボランティアの活動に積極的に参加したり、会社勤めのころには遠ざかっていた趣味や遊びに夢中になる人もいますが、全体としては女性よりしょぼくれてしまい、枯れてくる人のほうが多いような気がします。

じつはこういった傾向もホルモンで説明するとわかりやすいのです。

年齢とともに、男性は男性ホルモンが、女性は女性ホルモンが減ってきます。性ホルモンというのは簡単に言えばそれぞれの「らしさ」を作るホルモンですから、男性はたくましさが、女性はふくよかさが失われていくことになります。これは見た目の問題です。

でも、見た目よりも大事なのは精神的な変化でしょう。男性ホルモンが減ってくるとどうしても意欲やバイタリティーが衰えます。精神的にも枯れてくるのです。

高齢になると女性のほうがなぜ活発で行動的になるのかといえば、女性ホルモンが減る代わりに男性ホルモンが増えてくるからです。それまでは押さえ込まれていた意欲やバイタリティーが勢いづいてきます。実際にはもっと複雑な生理的メカニズムが働いているのですが、わかりやすく説明すればそういうことになります。

わたしが言いたいのは、とくに男性に対してですが、「それでいいのですか」ということです。

これだけ寿命が延びて、仕事をリタイアしても長い人生が残っているのに、自分からわざわざ枯れた老人を目指す必要があるのですかということです。

「じゃあ、どうすればいいんだ」と不満げに問いかけるのでしたら、ズバリと答えましょう。**肉を食べること**です。

とても簡単なことです。そしてじつは、本能が求めていることです。

「年相応に、枯れた男になりたい」

それがほんとうに望むことだとしても大丈夫、なれます。枯れた男性とはたぶん、穏やかでこころの広い男性でしょう。そのためにもまず、幸福感に満たされていなければいけません。肉はその幸福感ももたらしてくれるのです。

肉へのブレーキをときどき緩めるだけでいい

もともと、ほとんどの男性は肉が好きです。

若いころでしたら、それこそ毎日のように肉を食べていました。昼はカツ丼やカツカレー、コンビニ弁当を選ぶならから揚げ定食、夜は焼肉でビール、締めには豚骨ラーメンという20代のビジネスマンだっています。

もちろん、これはこれで不健康極まりない食生活ですから、30代にもなるとだんだんブレーキをかけるようになります。40代ともなればさらに自制心が強まったり、あるいは配偶者のカロリー制限も加わって肉一辺倒の食生活はだいぶ、改まってきます。

それでもまだ、50代まではバリバリの現役ですから退社後のつき合いもあるし、ランチのメニューも自由です。「肉が食べたいな」と思えばいつでも食べることができます。ある意味ではバランスの取れた食生活ができるのです。

ところが60代以降、とくに仕事を完全に退いた70代以降になると、肉を食べる機会はガクンと減ってきます。「とくに体を動かしているわけでもないから、肉にこだわらなくてもいいだろう」という淡白な気分が出てきます。

脂っこい料理や味付けの濃い料理が食卓から遠ざかり、野菜や魚料理にも慣れてくるとそれが年齢相応の食生活だという割り切りさえ生まれてきます。

でもここまでにも書いてきました。

体の老化は避けられないとしても、気持ちまで老け込む必要はありません。

外出も減って閉じこもるようになると、ただでさえ少なくなっているセロトニンやメラトニンがますます少なくなってきます。熟睡できなかったり目覚めがスッキリしなかったり、昼もぼんやりとしている時間が多くなれば当然、気分も沈んできます。

そうなってくるといちばん怖いのがうつ状態でした。

意欲や好奇心はますますなくなり、日常生活にメリハリがなくなってくるのですから、認知症に似た状態になってきます。気分が高揚することはめったにありません。

そういううつ気分をまず、吹き飛ばしましょう。

とくべつなことはしなくていいのです。食べたくなったら脳が求めているのですから肉を食べる。「よし、肉を食べよう」と思い立つだけでもいいです。

いつもかけているブレーキを、ときどき緩める日があっていいし、そこで生まれる高揚感を喜んでいいのです。

「まだまだ枯れるわけにはいかない」という元気が出てくる

気分の問題でいうなら、肉にはもう一つの不思議な高揚感があります。

たとえば「こんなには食べられない」と思っていても、いざ口にしてみるとだんだん食欲が出てきてペロリと一皿の肉を食べ切ってしまったときです。

「案外、いけるじゃないか。枯れてきたと思っていたけど、まだ捨てたもんじゃない」という自信が湧いてくるのです。

こういう例は案外、多いです。

たとえばステーキを注文するようなときです。たまに家族や子どもたちと外食する機会があって、それぞれが食べたい量のステーキを注文します。同世代の友人でも食欲旺盛な人もいますから、そういう人と外食するときでも同じです。

肉にブレーキをかけていると、つい「少なめでいい」と考えます。

ところが相手が勧めます。

「300グラムくらい、ペロリといけますよ」

「まだ老け込む歳でもないんだから、たまには精力つけなくちゃ」

それでつい、「食べ切れなかったら助けてもらうか」と言いながら相手の勧めるボリュームを注文してしまいます。

ドンと目の前に熱いステーキが出され、「お、美味そうだ」と感動し、それでも「多いかな」と思いながら食べ始めてみると、意外にも食欲は勢いづいたままであっさりと完食できてしまいます。

ここでうっかり、「いや、少しでいいから150グラムにするよ」と注文してしまうと、物足りなくて後悔することだってあるくらいです。

食べ切れるかなと思った肉をあっさりと平らげてしまったときには、やっぱり嬉しくなりますね。「なんだ、まだ若いじゃないか」と急に元気が出てきます。

つまり**肉を食べるときの高揚感には、自分の若さが実感できるという嬉しさもある**のです。その嬉しさは、ときどき味わうだけでも十分なはずです。そのとき気分が若返り、

「たまには肉を食べて元気をつけよう」と思えば、「もっと体も動かさないと」という意欲を取り戻すこともできるからです。

肉がもたらす高揚感は、たしかに気分的なものです。

でも気分まで老け込んでしまったら、老いが加速されてくるというのもたしかなことと言えるでしょう。

第3章

何でも食べてきたのだから自信を持っていい！

大坂なおみ選手はなぜ「カツ丼」と言ったのか

女子テニスの世界ランキング1位に輝いた大坂なおみ選手が、全豪オープンで優勝したときに「いま食べたいものは？」と聞かれて「カツ丼」と答えました。

「もうずいぶん食べていないから、いちばん食べたいのはカツ丼！」

このインタビューに喜んだ日本人は多いと思いますが、「そういえば」と思った人も大勢いたはずです。

「そういえば、カツ丼、しばらく食べてないな」

とくに高齢男性が思ったかもしれません。

「蕎麦屋にはよく行くけど、いつもざる蕎麦だな。せいぜい天ぷら蕎麦か」

若いころは蕎麦屋で注文するのはもっぱらカツ丼だったという人も多いと思いますが、60代を過ぎるとあまり頼みません。「蕎麦屋は蕎麦だろう」というこだわりができてしまいます。大坂なおみ選手のインタビューを聞いて、「お、久しぶりにいつもの蕎麦屋でカツ丼食べたいな」と思った人がいてもおかしくありません。

カツ丼は子どもも大好きですね。

家族で蕎麦屋に入ると、親がざる蕎麦を頼んでも子どもはたいてい、「カツ丼！」と嬉しそうに声を上げます。子どもにとって蕎麦屋のカツ丼はいちばん親しみのある肉料理かもしれません。大坂選手もたぶん、子どものころから食べてきたカツ丼には楽しい思い出があるのでしょう。

蕎麦は典型的な日本料理ですが、蕎麦屋のメニューにカツ丼や親子丼があるということは、この二大丼（どんぶり）も典型的な日本料理だからです。

牛肉はすき焼きがあります。日本人の食生活は野菜と魚が基本というのはかなり一面的な見方で、ふだんの食事の中でどんな肉でもバランスよく食べていたことになります。しかも家庭料理として親しまれていることが多いのです。

そういうことを考えていくと、わたしはいつも、日本人はほんとうは肉が大好きなんじゃないかと思ってしまいます。好きなくせに、「控えなくちゃ」と遠慮している高齢者が多いような気がしてきます。

焼き鳥は日本が誇る肉食文化です

会社勤めの男性が仕事帰りに立ち寄る店といえば、かつては焼き鳥屋が一番人気でした。いまだって、焼き鳥は居酒屋の定番メニューです。

安くて美味しいし、種類もいろいろ、ビールでも日本酒でもサワー系でもどんなお酒にも合います。注文すればすぐに出てきて、熱々の串を味わうことができます。一人でも二人でも数人でも、自分が食べたい串を注文できますからほどほどで切り上げることができます。

でもわたしがいちばん感心するのは、鶏一羽、どんな部位でも材料になることです。肉だけでなく、皮も内臓も軟骨も食べます。しかも材料は鶏だけではありません。ネギはもちろん、シイタケやピーマン、つきだしにキャベツを置いている店もあります。

おたがいに串を手にしているのですから、ざっくばらんにつき合えます。焼き鳥屋で食べて飲んでいる時間というのは、気兼ねのない親しさに満たされています。

いまでも退社時間になるとオフィス街の駅近くの焼き鳥屋はたちまち満席になりますが、あの光景を見ているとつくづく、「エネルギッシュだなあ」と思います。最近は女性客も増えていますから、日本人はやっぱり肉食じゃないのかと思いたくなります。

焼き鳥は安くて美味しくて、一緒に食べて飲んでいれば会話も盛り上がるし元気も出てくる料理ですが、家庭料理ではありません。家庭のキッチンのガスで焼くのはむずかしいし、盛大に煙が出るし、つきっきりで焼くだけの人がいなければいけません。ホットプレートで肉を焼けばみんなで食べることができますが、焼き鳥はそういうわけにもいかないのです。スーパーでもレンジで温めるだけの串にさした焼き鳥は売っていますが、やっぱり街角の煙の出ている焼き鳥屋の味にはかないません。

日本が高度成長期の真っただ中にあった1960年代のころ、父親たちは仕事帰りに焼き鳥を食べてグチや不満を吐き出し、ストレスを発散させていました。焼き鳥屋に長居する客はあまりいませんから、肉を食べて元気になった父親たちは上機嫌で家に帰ります。

そのとき、家族に土産の焼き鳥を1パック包んでもらう男性もいました。いまの団塊世代の男性には、子どものころに父親がぶら下げてくる焼き鳥が何よりの楽しみだったという人もいます。「ああ、早く大人になって焼き鳥を毎日食べたい」と願った思い出は結構、共通するみたいです。

ありとあらゆる肉を食べてきた日本人

もう一つ、これは正確に言えば肉ではないかもしれませんが、日本人の食生活になじんだものとしてホルモン料理があります。焼き鳥でもレバやハツを串にさすように、動物の内臓もさまざまな料理法で食べてきたのが日本人です。

いちばんポピュラーなのは煮込み料理でしょう。

もつ煮込みやもつ鍋には、いろいろな部位の内臓が使われますが、ゴボウやニンジン、大根といった根菜類も含めて野菜もたっぷり入っています。まとめて煮込んでしまえば元の形もわからなくなりますから、根菜類もムダになるところがありません。ザクザク切って放り込めばいいのです。

ホルモンというのはいかにも精のつきそうな名前ですが、じつは関西弁の「放るもん」、つまり不要なものとか捨てるものという言葉から来ているという説もあります。それくらい、動物の肉を余すところなく利用してきたということになります。

最近、ジビエ料理がちょっとしたブームになっていますが、いかにも新しい肉食文化のようなイメージでも、大昔にさかのぼれば日本人も野山で動物を狩猟して食べてきたのですから、ごくありふれた料理になってきます。

先日、東北の山里で暮らす知人に聞いた話ですが、野生のシカやイノシシが増えすぎたので狩猟免許を取る人が増えているそうです。銃は持たなくてもわな猟で捕獲することができるので、女性でもわな猟の免許を取って自分で解体し、肉を冷凍保存したり近所に配ったりするといいます。

その知人が、分けてもらったシカ肉を自分で燻製にして来客に出そうとしたら、何とその客も自分で作ったシカ肉の燻製を持参してきたと苦笑していました。

「いまはもう、自家製の漬物みたいな食べ物になっている」

日本人はクジラも食べてきました。これも、余すところなくその体すべてを利用してきました。こうして並べてみると、日本人の肉食文化というのは相当にたくましいものだなと感じます。少なくとも、農耕民族だから肉食はなじまないという見方は偏りすぎではないかという気がしてきます。

かつての「国民病」は戦後になぜ激減したのか

日本はいまや世界一の長寿国ですが、もともと日本人が長生きする民族だったわけではありません。むしろ、かつては世界の中でも短命な民族だったのです。

ちなみに戦前の日本人の平均寿命を想像できますか?

およそ100年前の1920年ごろは、男性も女性もわずか42―43歳で寿命を迎えています。男女ともに50歳を超えたのは戦後になってからですが、それでも1960年の平均寿命は男性が65歳、女性が70歳です。いまの超高齢社会を考えると、とても信じられない気持ちになってしまいます。

なぜ、かつての日本人は寿命が短かったのでしょうか。

そしてなぜ、いつの間にか長寿国になったのでしょうか。

平均寿命というのはいろいろな要因に左右されます。医療や衛生の問題も無視できません。戦争や大きな災害にも影響されます。ちなみにずっと右肩上がりに伸び続けてきた日本人の平均寿命が2011年ごろには小さな下降に転じています。東日本大震災の影響です。

ですからひと言で説明するのはむずかしいのですが、栄養状態がよければそれだけ長生きできるというのは事実です。極端な飢餓状態では幼児や子どもの命すら守れませんから、どうしても平均寿命は短くなります。

つまりこの**100年足らずの間に平均寿命が大きく延びたいちばんの原因は栄養状態がよくなったということ**です。とくに戦後の伸びがいちじるしいのは、肉や牛乳といった戦前にはあまり消費されなかった食品をふだんの食生活に取り入れられるようになったからだということはできます。

栄養状態がよくなれば、それだけ体力がつきます。病気に対する抵抗力も増してきます。

たとえば戦前から戦後の一時期まで、日本人の疾病による死亡率は結核が一位でした。

しかもほかの病気に比べて圧倒的に高い死亡率でしたから、国民病とさえ呼ばれていた時期があります。

ところが１９４６年ごろから罹患率は急激に減少し始め、それに伴って50年頃には死亡率も急降下しています。

その理由をほとんどの人は予防接種のＢＣＧと治療薬のストレプトマイシンのおかげだと信じていますが、わたしは別の見方も可能だと思っています。なぜならＢＣＧは50年代に入ってから広く使用されるようになった薬で、それ以前に結核になる人は減少し始めているからです。ストレプトマイシンは結核に罹ってからの薬ですから、これも患者が減少した理由にはなりません。

肉のタンパク質が免疫機能を高め、脂肪が免疫細胞を作る

昔から「結核になったら卵を食べさせるのがいい」と思われてきました。栄養をつけるのが何よりの治療だと信じられていたからです。これはおそらく、日本人の経験則から生まれた知恵だったと思います。

戦後になって進駐してきた米軍は日本人の栄養状態の悪さを懸念して、脱脂粉乳を大量に配りました。とくに子どもの成長にタンパク質は欠かせませんから、学校給食では盛んに利用されました。いまの70代以降の人でしたら、あの味を忘れることができないくらいです。

同時に日本人の食生活もどんどん改善されてきました。戦前に比べてはっきりと肉の消費量が増えたのです。つまり**タンパク質の摂取が増えたことで、戦後の日本は結核になる人が激減したというのがわたしの見方**です。

その証拠に、ふだんから肉を食べていたアメリカやヨーロッパの国々では結核になる人がほとんどいませんでした。国民病という呼び方は何か日本の風土や日本人の遺伝子に関係するようなおどろおどろしいイメージがありますが、じつは肉を食べない食生活が原因だっただけの話なのです。

日本人の平均寿命が戦後になってやっと50歳を超えたというのも、肉や牛乳の消費が増えたことと大きく関係しています。たとえば世界の国々で最初に平均寿命が50歳を超えたのはオーストラリア、そしてニュージーランドだといいます。アメリカ、ヨーロッパの国々がそれに続きます。日本より50年も早い時期に平均寿命が50歳を超えているのです。

肉のタンパク質は免疫機能を高めます。すでに説明したように、コレステロールは免疫細胞の材料になりますし、さまざまなホルモンの材料にもなります。

しかも免疫細胞のリンパ球は脂肪でできていますから、肉の脂肪も免疫機能を高めます。病気になりにくくなる、あるいはなっても高い免疫力で自然治癒が可能になるのですから、平均寿命が延びていくのも当然のことなのです。

ただしみなさんは疑問を持つと思います。

「肉を食べるようになって日本人の平均寿命が延びたのはわかる。でもなぜ、世界一の長寿の国になれたんだ」

この疑問はとても的確です。

肉で寿命が延びるなら、いまでも肉を大量に食べているアメリカやヨーロッパの国々のほうが寿命は長いはず。でも、日本の平均寿命はずっと世界のトップレベルのままなのです。

「フレンチ・パラドックス」が教えてくれること

一時期(90年代前半)、フレンチ・パラドックスという言葉が流行ったことがあります。

フランス人は肉やバターの消費量が世界でもトップレベルに多いのに、なぜかアメリカやドイツ、イギリスなどに比べて心筋梗塞のような心臓病の死亡率がはるかに低いという逆説、それがフレンチ・パラドックスです。実際、フランス人はアメリカ人よりカロリーも油も多い食事をしていたのです。

そこで調べていくと、近隣のイタリアやスペイン、ポルトガルも心筋梗塞の死亡率がほかのヨーロッパ諸国に比べて半分くらいと低いことがわかってきます。何が違うのか。そのとき多くの人が想像したのが赤ワインでした。

たしかにここで挙げた国々は、ふだんからよく赤ワインを飲みます。ドイツはビールか白ワインだし、アメリカやイギリスはどちらかといえばワインよりビールです。「きっと赤ワインのせいだ」とみんなが想像し、そこからアメリカでも日本でも赤ワインのブームが始まって世界中で赤ワインの人気が高まります。

ところがさらに調べてみると、OECD（経済協力開発機構）に加盟する国の中には、フランスやスペイン、ポルトガルよりももっと心筋梗塞の少ない国がありました。それが日本と韓国です。

「どちらの国も赤ワインはそれほど飲まないのに、なぜなんだ」という疑問が当然出てきます。つまり赤ワインを飲む・飲まないだけでは説明できないのです。

そこで今度は料理に注目が集まります。

日本や韓国、そしてフランス・スペイン・ポルトガル・イタリアの料理に共通するのは魚を食べることです。アメリカやドイツ、イギリスは肉が中心で魚をそれほど食べませんが、日本人や韓国人はよく食べます。韓国というと焼肉のイメージばかり先行しますが、あれはどちらかといえば北朝鮮の料理で、南の韓国ではプサンのように日常的に魚を食べる習慣があります。

フランスやポルトガルも魚料理は広く食べられていますし、そもそもフレンチやイタリアンのコースはメインが2種類あって肉と魚を両方食べるようになっています。

つまりフレンチ・パラドックスに端を発した疑問は、きわめて平凡な答えに辿りついたのです。**健康を維持するための食生活の基本は、何でも食べること。肉でも魚でも野菜でも、それだけに偏るのでなく何でも食べること。**それが理想になってきます。

ひとつの食べ物に偏るのはなぜいけないのか

いま、サプリや機能性食品も含めて体にいい成分や、その成分を含んだ食品がマスコミで盛んに紹介されています。

「ダイエットにはこれ」「血圧高めの人はこれ」「コレステロールにはこれ」「血糖値を下げるのはこれ」……挙げていけばきりがありませんが、そのどれにも当てはまるわたしとしては「どうすればいいの」と呆れてしまいます。

べつにサプリや機能性食品が悪いとか不要だとはいいませんが、あれこれ悩むくらいなら要するに「何でも食べればいいだろう」という結論を出したほうがスッキリします。

この本でもすでに紹介した医学博士の柴田博さんは、自著である『長寿の嘘』（既出）の中で**フードファディズム**という言葉を使っています。ファディズムは「偏愛」とか「熱狂的」といった意味ですが、「流行かぶれ」というニュアンスもあります。それがフード、つまり食べ物に向けられたときに生まれるのがフードファディズムで、「健康にいい」とか「効果がある」と聞けばその食品だけを食べ続けるようなことを言います。あるいは「わたしはこれさえ食べていれば調子がいい」とか、「体に合う」と思い込んでいるような人もフードファディズムに陥っている可能性があります。

もちろんその逆に、「この食べ物は体に悪い」とか「わたしに合わない」と決めつけて、一切口にしないとか同じような食べ物も避けてしまうというのもフードファディズムの一種でしょう。

柴田博士はこのフードファディズムに警鐘を鳴らします。食べ物にはさまざまな機能があり、1つの食べ物がその機能をすべて発揮することはあり得ないからです。「長い風雪に耐えて食べ続けられてきたものに、有害なものは1つもありません」とはっきり書いています。

「アミノ酸構成からみると、栄養学的には無用に見えるクラゲでさえ、ウニと和えることによって酒飲みにとっては極上のつまみになるのです」

わたしも同感です。いくら体にいいとか、何かに効果があるといっても、同じものを食べていればどうしても栄養が偏ります。しかも年齢を重ねるほどに、たとえばセレンとか亜鉛とか、さまざまな微量物質が不足してそれが意外に大きなダメージを与えます。

だからたとえ栄養学的に無意味でも、あるいは害があると喧伝されていても、その食べ物だから含まれている微量物質もあります。とにかく**偏らないで何でも食べること、これが老化を防ぐためのわかりやすい食生活**になってくるはずです。

コンビニ弁当を必要以上に悪者扱いしなくていい

柴田博士はもう一つ、わかりやすくて面白い意見も述べています。

コンビニ弁当は何かと批判されます。食品添加物が多いというイメージがありますし、手作り弁当のように味付けを選べないというのもあるでしょう。「体にいいとは言えないはずだ」と考えてしまう人は少なくありません。

でも柴田博士に言わせれば、「家庭で作る弁当にあれだけの材料を使えますか」ということになります。

たしかにそうで、どんな種類のコンビニ弁当でも少しずつ、たくさんの種類の材料が使われています。幕の内弁当のようなメニューになれば20—30種類くらいは使っているかもしれません。それ以外の弁当でも、たとえ量は少なくともいろいろなつけ合わせがパックに収まっています。

手作り弁当では、とてもあそこまでできません。子どもや家族の健康を考えて調味料を工夫したり量を加減することはできますが、バラエティという意味ではコンビニ弁当に勝てません。

だからむしろ、わずかな量の添加物を気にするより、さまざまな材料を使うことで微量物質の不足を補うコンビニ弁当のほうが、体にはいいことになります。日に三度、しかも毎日、同じものを食べているのでしたらともかく、昼食にコンビニ弁当を食べるぐらいのことを罪悪視する必要はないし、むしろ「これで不足の栄養分も足りた」と思ってもいいのです。

同じことはラーメンにも言えます。

「スープは体に悪い」と思い込んでいる人はいまでも大勢いるし、実際、「全部は飲まない」と決めていつもスープを残す人もいます。

でもいまの時代、これだけラーメン店の競争も激しくなって客の健康意識が高まってくると、どの店もスープには工夫します。いろいろな材料を使って旨みやバランスを考えますし、女性客や高齢者の好みも考えているはずです。塩分や化学調味料は控えるし、天然素材を売り物にしている店もあります。

そう考えると、ラーメンのスープにはあらゆる栄養素が含まれていることになります。じつはわたし自身もスープまで残さす飲みつくす人間ですが、それがいまの時代、体に悪いと考えたことはありません。

「体にいいし好きだから」が老化を早めることがある

わたしは抗加齢医学の国際的な権威、クロード・ショーシャ博士にもう10年以上も指導を受けています。ショーシャ博士の理論についてはすでにさまざまな本の中で紹介していますが、ここでは誰にとっても身近な問題なのに案外、気づかれていない慢性型アレルギーについて説明してみます。

たとえばわたしたちには好きな食べ物があります。

それが体にもいいと知ると、それればかり食べてしまいます。「わたしの健康法は毎日、○○を食べること」と信じている人は結構、多いと思います。

でもショーシャ博士は、そこに意外な危険性が潜んでいると言います。どんなに体にいいと言われる食べ物でも、**それればかり食べていると慢性型アレルギーになる可能性がある**からです。

慢性型のアレルギーになると腸の中で酸化と呼ばれる現象が起きます。体の酸化は老化の大きな原因ですが、それが腸の中で起きると全身に広がります。たとえば便秘気味のときには吹き出物が出たり、皮膚がかさかさしてきますが、これも腸で排出できなかった毒素が血液にのって皮膚にまで運ばれてしまうからです。

酸化は金属が錆びるのと同じで、細胞に炎症を起こします。人間の体も老いれば錆びるという意味では老化に伴う自然現象なのですが、わざわざ自分から細胞を錆びつかせるような食生活を選ぶ必要はありませんね。

ところが、「体にいいから」と信じて同じものばかり食べ続けていると、この酸化を引き起こしてしまいます。それは慢性型アレルギーによるもので、本人も気がつかないことが多いのです。

急性型アレルギーでしたら、何か特定のものを食べるとすぐに症状が現れますから誰でも気がつきます。咳や鼻水が出たり蕁麻疹《じんましん》が出たりといったはっきりした症状です。「あ、これを食べるとすぐ調子悪くなるんだな」と思えば、本人も注意して口にしないようになります。

慢性型アレルギーの場合、急激な症状は現れません。

しかも本人が「体にいい」と思い込んでいる好物だったりしますから、なかなか気がつかないのです。

いつも食べているものが老化を早めることがある

慢性型アレルギーの場合、原因がはっきりわからないままで「なんかおかしいな」といった感覚が生まれます。**「体がだるいなあ」とか、「お腹が張るなあ」といった程度の感覚**です。

それがまさか、いつもと同じように美味しく食べているもののせいだとはなかなか気がつきません。疲れや寝不足、あるいは何か食べなれないものを食べたせいなのかと考えがちです。

わたしは、ショーシャ博士にこの慢性型アレルギーの検査をしてもらっています。百数十種類の食品の中からアレルゲン、つまりアレルギーのもととなっている食品を特定する検査ですが、意外な結果が出ました。わたしの場合、蕎麦が原因だったのです。

たしかに蕎麦はよく食べていました。じつは一回目の検査では結果が悪かったので避けるようにしていましたが、体にもいいし、大好きな食べ物ですから、美味しい蕎麦屋さんがあると聞けば出かけて食べ、旅行先でもあちこちの蕎麦を食べ歩いていました。

もちろん蕎麦じたいは好物のままなのですが、それが自分の慢性型アレルギーの原因だとわかると、食べるのは控えるようになりました。それによって体の酸化を防ぐことができます。わざわざ老化を早めることだけはなくなるからです。

同じものを食べ続けると、それだけほかの食べ物を口にしなくなります。

高齢になってくると、とくにその傾向が強まります。

「わたしはこれさえあればいいんだ」とか、「わたしにはこの食事がいちばん合うんだ」といった考え方をする人が増えてきます。「もう歳なんだから、脂っこいものは体に悪い」と信じて、肉類や油料理はまったく口にしない人も増えてきます。

そういう食生活が、知らず知らずのうちに老化を早めることもあるのだということは、ぜひ理解しておいてください。

肉を遠ざけると老化が早まる

日本人はさまざまな工夫を凝らして肉を食べ続けてきたと書きました。

とくに戦後になって、肉の消費量が増えたことで体の免疫力も増し、それが長寿を支えてきたことも書きました。

加えて日本人は魚や野菜も古来、食生活にふんだんに取り入れてきました。つまり、**何でも食べる食生活が、戦後の急激な長寿化をもたらした**ということになります。

したがって、こういう考え方ができます。**わたしたちは、わたしたちの食生活に自信を持っていいし、誇りを持っていい**のです。ありとあらゆる魚を食べ、ありとあらゆる肉を食べ、穀類も野菜も食べてきました。大豆のような植物性タンパク質も十分にとり、漬物や納豆のような発酵食品も満遍なく食べ、海藻類やキノコも食べてきました。微量物質も不足することなく取り込んできました。

でもどうでしょうか？

60歳を過ぎるころ、あるいは50代でもさまざまな数値を気にし始めるようになると、食卓から肉が遠ざかっていきます。「たまに食べればいい」とか、「魚のほうが体にいい」と信じるようになり、「いまさらカロリーを増やしても意味がない」と考えるようになります。


いくつになっても元気な人、80代、90代でも活力を失わずに人生を楽しんでいる人が、肉もしっかり食べているということを忘れてしまうのです。

だからではないでしょうか？

たまに肉を食べると「やっぱり美味しいな」とつくづく感じたり、「何だか元気が出てきたな」とか「少し閉じこもりすぎだったかな」というエネルギーが湧き起こってくるのは。


ほんとうは脳や体が求めていたということですね。**肉を「歳なんだから」という理由で必要以上に遠ざけている生活が、じつは老化を早めていたかもしれない**と気がつくチャンスでもあるはずです。

それに何といっても肉は気分を高揚させます。

食事の会話も弾むし、楽しみな計画も浮かんできます。

黙りこくっていつもの野菜や魚料理を食べているときよりも、朗らかな雰囲気になってきます。そういう明るさが、うつ気分を吹き飛ばしてくれることも忘れないでください。

いま足りないのは肉だと思い出してください。

そしてもう一つ大切なことがあります。

歳をとることによるこころと体の活力の低下は、認知機能や筋力の低下をもたらしますが、それにより将来寝たきりになる可能性が高まり、また介護の必要性が早まります。

それらに待ったをかけるのもタンパク質、すなわち主に肉なのです。

第4章

変化のない生活が老化を早める

いくつになっても楽しみのタネは残しておきたい

10代のころはもちろん、20代、30代のころも食べることは毎日の楽しみでした。

独身時代はとくにそうで、会社勤めでも昼は外食、夜も外食がほとんどですから、「さあ、何食べるかな」と考えるときには気分が軽くなっています。

いいことがあれば「さあ、昼めしだ」と勢いづきますし、嫌なことがあっても「さあ、美味しいもの食べて元気出そう」と自分を励まします。その日の仕事が終わって会社を出るときにはもう、「今日はどこで食べるかな」と考えています。「あの店もしばらく行ってないな」とか、「先だっての店は美味しかったな」と思い出します。どこで何を食べるかというのは、若いころには一日の大問題だったのですね。

いまはどうでしょうか。

あらためて考えてみれば、ずいぶん淡白になったと思いませんか?

「さあ、何食べようか」というわくわく感が生まれることはめったになくなってきたとは思いませんか？

じつは若いころでも、昼ご飯・晩ご飯の問題に悩まない人がいます。というか、ほとんど関心を持たない人がいます。「いつもの定食屋」とか「社員食堂の日替わりランチ」と決めている人です。そういう人はそういう人でいいのかなという気もしますが、たとえそういう人でも「たまには」という気分になるときがあったと思います。食べることで、毎日の中に変化を求めていたのはほとんどの人に当てはまるはずです。

日々の生活の中に何かしらの楽しみを持つというのは、こころの健康にはとても大切なことです。ありふれたこと、平凡なことの中に楽しみがあれば、嫌なことがあったときでも落ち込んでいるときでも、引きずらないで立ち直ることができます。気分の切り替えが簡単にできるからです。

まして食べることは、体の健康にも直接、関わってきます。リンゴを食べたいな、レモンを齧《かじ》りたいなと思うときは、しばらく果物を食べていないときですから、たぶん体が求めているのでしょう。**「食べたいな」と思うときには体の奥から求めているものがあると**

いうことなのです。

食べることは、死ぬまで楽しめる「変化」のひとつ

定年を迎えて仕事をリタイアするということは、一日の中に変化がなくなるということです。

毎朝、出勤する必要がなくなります。いろいろな人と会う機会も減ってきます。スーツに着替えることもなくなります。これといって約束も計画もありません。とにかくいままでは、嫌でも避けられない変化が一日の中にあったのに、そのほとんどが消えてしまいます。

でも、食べる楽しみは残っています。これだけは、どんな人でもいくつになっても変わらず残っているはずです。

その食べることに関心が薄れてしまうとどうなるでしょうか。

「あるものでいい」「いつもと同じでいい」「出されたものを食べるだけでいい」……そんな気持ちになってしまうと、食べることはもはや楽しみではなくなります。実際、日に三度の食事が億劫になったり、「たいしてお腹も空いてないからおやつぐらいでいい」と考える高齢者もいます。

そうなってしまうと、これといって変化もなければ楽しみもない一日になってしまいます。考えたり予定を立てたり、それを実行するために動いたり準備したりすることもなくなるのですから、毎日がただ何となく終わってしまうことになります。

脳の老化を考えると、そういう生活が逆効果になることぐらい想像できると思います。いくら認知症が脳の老化に伴う避けられない自然現象だとしても、自分からわざわざ早める必要はありません。

でももっと怖いのは、それ以前の段階で気分的な落ち込みが慢性化してしまうと、うつ状態になってくるということです。認知症は80代後半になればおよそ半数の人に現れてきますが、うつはもっと若い時期、60代から70代にかけた世代がいちばん注意しなければいけないこころの病なのです。

食べることに関心が薄れるというのは、自分からうつ状態を呼び込むようなものだとわたしは思っています。いちばん身近でいちばん大切な変化に楽しみを感じられなくなってしまえば、日常生活に何の張り合いもなくなってしまうからです。

夫婦それぞれ、食べたいものを食べていい年齢

そこでまず提案したいのが外食です。

毎日でなくてもいいです。曜日もとくに決めなくていいです。

いまのあなたがもし、「そういえば食べものに関心がなくなっているな」とか、「昔みたいに食べたいと思うものがなくなってきたな」と感じているようでしたら、外食の楽しさをぜひ思い出してみてください。

ここでたぶん、妻や夫の顔を思い浮かべる人がいると思います。とくに男性がそうで、妻が食事を作ってくれると思うと「わざわざ外食しなくても」と考えます。

「毎日、黙っていても食事が出てくるんだからわざわざ出かけることはない」

でも、妻の手料理は選べませんね。

それに妻だって、必ずしも好きで作っているわけではありません。

「夫はそれが当然のように決まった時間にテーブルに着く。何も出さないわけにはいきませんよ」

おたがいの言い分を聞いてみると、「なあんだ」と思いますね。

「夫が外で食べれば済むことじゃないか」という答えがあっさり出てしまいます。せめて天気がいいときの昼めしぐらい、ふらりと出かけて好きなものを食べて、ついでに町を歩いて本屋でも寄って帰ってくればいいじゃないかと思ってしまいます。午前中に、「今日は外で食べてくるよ」と言えば済むことだからです。

食べる楽しみの基本は、自分が食べたいもの、好きなものを食べることです。

会社勤めのころだって、ランチぐらいは自分が好きなもの、美味しいなと思うものを食べてきました。たとえ仲のいい同僚と同じ店に出かけても、メニューはそれぞれが食べたいものを選んできました。あるいは「アレが食べたい」で意見が一致した人と食べてきました。

仕事をリタイアしても同じです。

長く一緒に暮らしてきた夫婦でも、食べものの好みは違います。その日の気分も違えば、食欲も違います。三度の食事に同じものを食べるというのは、どちらかが相手に合わせているか、自分の気分を抑えているということにならないでしょうか。

外で食べる、それだけで気分を高めてくれるものがある

前半の章で「外に出よう」と書きました。

光を浴びることで、体のリズムも規則正しくなってくるし、セロトニンの分泌が高揚感を生み出すからでした。

「外に出かけて何をするんだ」という不精な人にも、「まず出かけてみましょう」と誘いました。

でもいちばんいいきっかけづくり、**自分の背中をポンと押してくれるのは、「何か食べよう」という気分**です。

「さあて、天気もいいし、ちょっと外を歩いてお腹が空いたら何か食べようかな」

そんな気になっただけで、つぎは「何を食べようか」という問いかけが始まります。

「いま食べたいものは？」と考えて、「とくに思い浮かばないな」と戸惑ったとしてもすぐに考え直すことができます。

「歩いてみれば思いつくだろう」

これもその通りです。繁華街や商店街でしたら、食べもの屋がいくらでもあります。住宅街の中にも、「こんなところに」と思うような場所に小さなレストランがあったりします。

昼近くなれば客の出入りも増えてきて、店の前を通りかかるといい匂いが漂ってきます。「お、久しぶりに餃子とチャーハンいってみるか」

そんな答えがポンと出てきたりします。とにかく考えるより歩け、です。歩けばお腹が空いてくるし、お腹が空けばそのときそのときで食べたいものに出合ったり、思い出したりします。

もちろん「久しぶりにあの店のトンカツ定食」と決めて出かけるのもいいです。少しぐらい離れた場所にあっても、電車に乗って訪ねてみるだけでいい気分転換になります。そして何よりも、目当ての料理を美味しく食べ切ったときには嬉しくなります。

「まだまだ元気だな」と納得するからです。

「昼めしぐらい、好きな店で好きな料理を食べればいいんだ」と気がついただけで、気分もたちまち若返ってくるはずです。

先の長い人生だからこそ、夫婦はそれぞれの生き方があっていい

ただし中には「一人で食べるのも侘しい」と考える人がいるかもしれません。会社勤めのころでしたらオフィス街のランチタイムはどこも混み合っているし、その混雑に紛れてしまえば一人も気になりません。食欲旺盛なビジネスマンはほとんどが一人でパクパク食

べて満足そうです。

でも70代になって近所の商店街の食堂で一人の昼ご飯というのは、「なんだかなあ」とためらう気持ちが生まれるかもしれません。

あるいは「一人で食べたって美味しくない」と考える人もいるでしょう。たしかに食事は大勢で食べたほうがにぎやかですし、雰囲気に釣られて食欲も増してきます。

でも現実問題として、60代を過ぎれば夫婦二人の暮らしが日常になります。70代ともなれば、三度の食事が夫婦差し向かいというケースも珍しくありません。どっちみち、にぎやかな食事はめったにないのです。

しかもそれが当たり前という生活が続いてしまうと、どちらかが好きに暮らしたいと思っても「そうもいかない」とブレーキをかけたり、おたがいに遠慮するようになってしまいます。

まだまだ体は元気だし、日常生活に不便を感じることもない夫婦が、おたがいに遠慮して自由に動けなくなったらつまらないですね。仕事や子育てから解放されたのですから、家事の中でもいちばん手間のかかる料理ぐらい、おたがいに好き勝手に楽しむときがあってもいいはずです。

　もしいつまでも、夫は妻の料理を食べるのが義務だと思い、妻はその夫の料理を作るのが義務だと思ってしまうような関係が続けば、本来、ありもしないものに二人とも縛られたままになってしまいます。

　何だか高齢離婚の勧めみたいな書き方になっていますが、わたしが言いたいのは**いくつになっても生活の中にさまざまな変化を作ったり、受け容れる気持ちは大切**ではないかということです。

　むしろ、これだけ元気な80代、90代の高齢者があふれる世の中になったのですから、長く連れ添ってきた夫婦でも元気なうちはおたがいに好きな時間を好きなように過ごせる関係のほうが楽しいのではということです。

　それが結果として、束縛はしないけれど信頼し合っているという心地いい夫婦関係を作るような気がします。

美味しいものを食べているときは、孤独感が消えてしまう

話を戻しましょう。

たとえ年齢を重ねても、一人の外食は少しも侘しくありません。

それどころか70代くらいの男性が、レストランのテーブルで美味しそうにヒレカツを食べている光景を見ると「いいな」とわたしなんかは思ってしまいます。

理由はいろいろですが、いちばんはまず、満足そうに見えるからです。自分の食欲に満足しているし、自由で気楽な暮らしを楽しんでいるようにも見えます。

もちろん、二人でランチを楽しんでいる夫婦も素敵です。別々のメニューを美味しそうに食べている夫婦、それはそれで理想かもしれません。

でも老婦人が一人、蕎麦屋さんで好物の蕎麦を食べている様子も素敵です。「ああ、きっとこの店の蕎麦が好きで、ずっと通っているんだろうな」と思ってしまいます。

それと同じように、初老の男性が日本酒をゆっくり飲みながらウナギを食べている光景も素敵なのです。「いいなあ、ゆったりして」と思います。「ああいう雰囲気は、あの歳にならないと出てこないんだなあ」と憧れてしまうのです。

そして気がついてもらいたいのは、どちらの場合でも少しも寂しそうに見えないということです。むしろ誰に気兼ねするでもなく、一人の食事をのんびりと楽しんでいます。寂しいどころか、むしろ幸せそうにしか見えません。

たぶん誰でも同じだと思いますが、わたしたちは美味しいものを食べているとそれだけで幸せな気分になります。大好きな料理や、ずっと食べたかった料理を口にしているときは、ただそれだけで幸福感に満たされてしまいます。

べつに相手は要りませんね。「この幸せを独り占めできるなんて」と、つい笑顔が浮かんでしまいます。

好きなものを食べる、美味しいものを食べる、しかも誰にも遠慮しないで堪能できる。外食する気になれば、そんな時間がいとも簡単に作り出せるのです。

見た目の年齢がどんどん開くのはタンパク質のせい

高齢者の医療に長く携わってきた中で、気がついたことがあります。

同じ年齢でも、見た目が老け込んでいる人と若々しい人、その違いが60代のころからはっきりとしてきて、年齢を重ねるほどに差がついてくるということです。

たとえば団塊世代はいま70代になりました。

この世代の人が同窓会を開けば、みなさん口には出しませんが唖然とするときがあります。久しぶりに顔を合わせたのはすべて同じ年齢のはずなのに、「ホントなのか？」と思ってしまうからです。

40代、50代のころでも、「変わったな」とか「歳だなあ」と思うことはありました。でもそれは、お腹が出たり髪の毛が薄くなったりとか、その程度のものでした。

だから「おお、薄くなったな」とか「貫禄がついたな」と冗談も気軽に言い合えたのです。

ところが60代になってくると、冗談も言えないくらい老いの個人差が広がってきます。顔の肌つやもあって皮膚にも張りのある人もいれば、くすんでしまってしわの増えている人もいます。「こんなに違ってしまうのか」と驚くことが多いのです。

若々しい人は実年齢より10歳も20歳も若く見え、老け込んだ人は実年齢より同じくらい老け込んで見えるのですから、つくづく老いは個人差が激しいなと思ってしまいます。

ふつう、高校の同窓会だとかつての担任教師も招かれ、若い教師でしたら当時の年齢差は10歳くらいのことも多いのですが（もちろんいまも年齢差は変わりません）、集合写真を撮ってあとで見ると教師より老け込んでいる元生徒がいることだってあります。

わたしがそういった、**実際に年齢より老け込んでしまった高齢者と向き合ったときに感じるのは、「タンパク質が足りないな」ということ**でした。体全体がしぼんだように見えたり、皮膚にしわが浮かび上がっているような高齢者は、いろいろ話してみると食生活もあっさりしたものを好んでいることが多かったのです。

「好みだからしょうがない」というのはわかります。

でももし、「そういう食事に慣れてしまった」というのでしたら、ふだんの食生活に変化を持ち込んでいただきたいといつも思います。「たまには外で」というのは、いちばん簡単なきっかけ作りになるはずです。

あっさりした食事は気分まで老け込ませてしまう

あくまでイメージですが、見た目が老け込んでしまう人の食事は「こんな感じかな」と想像することがあります。

朝はご飯にみそ汁、納豆や漬物。昼は蕎麦かうどん、夏ならソーメン。夜は野菜の煮物や煮魚、同じく野菜の天ぷらとか鍋物……和食党にはいかにもありがちなパターンです。

一つ一つの食事が悪いとは言いません。消化もいいし体にもやさしそうです。

ただ、こういう食事だと毎日がほぼ、似たような料理の繰り返しになってしまいます。まったく同じものでなくても、材料を少し変えたり味付けを変えるぐらいで済んでしまうからです。

そのかわり、「体にはいい」と信じている人も多いはずです。「太らない」し「腹八分目」で済むからです。コレステロール値も低いまま、血糖値もコントロールできて塩分さえ注意すれば血圧も上がらないはずだと安心します。つまり健康のためにはこういう食事がいちばんだと思い込んでいる人が多いのです。

でも、そういう食生活が肉体的な老いを加速させているとしたら、何の意味もありません。血圧や血糖値やコレステロールの数値がどんなに優等生でも、見た目がしょぼしょぼの老人になってしまったら友人と会うのも気が進まなくなるし、ファッションにだって興味が薄れてきます。体だけでなくこころまで老け込んでしまうのです。

ここでたぶん、「健康でありさえすれば、見た目だって若いはずだ」と考える人が出てくると思います。そもそも、血色も肌つやもよくて活動的な高齢者なら、検診の数値だって何も問題ないはずだと考えがちなのです。

現実にはどうでしょうか。

わたしがいままでに接してきた高齢者でいうと、血色もよくて肌に張りのある人のほとんどが血圧もコレステロール値も高めでした。少なくとも、検診で定められている基準の数値よりは高めの人が多かったのです。

逆にうつ気分の続いている高齢者や、意欲の衰えた高齢者のほうが検診の数値は正常だったりします。ふだんの食生活でも、どこかで数値を気にしてあっさりした料理が中心になり、そのことに慣れている人が多いような気がします。

刷り込まれてしまった肉への誤解

かつての日本が短命国だったことはすでに説明しました。その理由が、肉類のタンパク質不足だったことにも触れました。

ちなみの1960年以前の日本人は一日当たりわずか3・5グラムの肉しか食べていません。一週間で24・5グラムですから、現代の消費量に比べるといかに少ないかがわかると思います。

そういう時代に育ったのが、いま70代を迎えている団塊の世代です。たまにしか食卓に出てこない肉を「わーい」と歓声を上げて争うように食べた思い出が、この世代にはあるはずです。子ども心にも肉はご馳走で、大好きな食べものだったのです。

その後、日本人の肉の消費量は増え続け、それに伴って平均寿命は飛躍的に延びていきました。団塊世代が社会に出たころには、肉はもうとくべつな食べ物ではなく、とくべつなご馳走でもなくなっています。結婚して家庭を持ち、子どもが生まれれば晩ご飯には当たり前のように肉料理が並んで「さあ、食べよう」と親子でパクついてきたのです。

ところがこの世代が中高年を迎えるころから、肉を悪者扱いする風潮が生まれます。1980年代にかけて、欧米を中心に「肉は体に悪い」と言われ始めたからです。

じつはここにも誤解があって、**肉が体に悪いのではなく、あくまで「摂りすぎ」は体に悪い**というだけのことでした。事実、その当時のアメリカ人は一日平均で280グラムもの肉を食べていましたから、あきらかに摂りすぎです。

同じ時期の日本人はどうかといえば、やっと20グラムです。かつてと比べて消費量が増えたと言っても、その程度に過ぎなかったのです。

にもかかわらず、「体に悪い」というイメージだけが先行します。団塊世代がちょうど中年と呼ばれる年齢に差しかかったころに、このイメージが刷り込まれてしまいます。50歳を迎えるころには中年太りも気になり、コレステロールがやり玉に挙げられたり血圧や血糖値についてうるさく言われだすのもこの年代ですから、なんとなく「もう肉は控えたほうがいいのかな」と思うようになってしまいます。

でも、肉の摂取量を考えればわかることです。欧米の国々が明らかに肉の摂りすぎだったというだけで、日本人はまだまだそんなレベルには届いていなかったのです。

肉を食べると少年時代の気分に戻ってしまう

そう考えてみると、団塊世代は案外、肉とは縁の薄かった世代と言うことができます。相性が悪かったというか、タイミングが悪かったというか、とにかく縁が薄かったのです。

子ども時代は食べたくてもめったに食卓には並びませんでした。

学生時代だって、仕送りやアルバイトのおカネが入ったときぐらいしか思う存分に食べることはできませんでした。

社会人になった20代や30代のころに、やっと自分のおカネで肉を好きなときに好きなだけ食べられるようになりましたが、40代を過ぎるとこんどは肉を控えるようになってしまいました。

さて、70代になりました。

いよいよ健康には気を遣い、食事もあっさりしたものを好むようになっています。無意識のうちに肉を控える習慣が身についてしまっています。

だからではないでしょうか。

たまに肉を食べると、「ああ、やっぱり美味いなあ」と思います。高揚感が生まれて若返ったような気分になります。子どものころに戻ってしまう感覚です。

それもそのはずです。あんなに大好きだった食べものなのに、存分に口にできたのはほんの短い間だけです。まだまだ食べたかったし、食べようと思えば食べることができたのに、自分でセーブしてきた期間が長かったのです。

その抑圧を取り払ってください。

こころと体の健康のためにも、いつまでも若々しくあり続けるためにも、肉をどんどん食べていいのです。

生活の変化は自分で作り出そう

わたしがこの章で**外食を勧めてきたのは、毎日の生活の中に変化が生まれるから**です。昼は外に出る。食べたいものを食べる。たったそれだけのことですから、いつでも気が向いたときにできます。しかも、光を浴びて肉を食べることができます。

閉じこもる生活は、どうしても受け身になってしまいます。

男性はとくにそうで、食事は出されたものを食べるだけ。着替えも出されたものを着るだけ。これでは妻に在宅介護をしてもらっているのと同じです。おたがい、息が詰まってしまいます。

そこで外食と同じように、**簡単にできて脳にも体にもいい習慣**をもう一つ、挙げてみます。**買い物と料理**です。

自分が食べたいものを自分で料理する。キッチンは妻の領域とは決めつけない。そんな感覚をぜひ取り戻してください。

夫婦が暮らす家なのに、なぜか妻は家中を使いこなし、夫は限られたスペースに収まってしまいます。定年後はとくにその傾向が強まってきて、夫は寝室と居間を往復するだけになってきます。まずはキッチンに立ってみましょう。

自分で料理といっても、ほとんどの男性がじつはやればできます。学生時代も含めて独身のころには簡単な料理ぐらい作っていたはずです。案外、得意な料理があったりします。食べたいものだってあるはずです。

食べたいものが思い浮かんだら、つぎは買い物です。

「冷蔵庫にあるもので」という発想は主婦の発想です。それに冷蔵庫の食材は、妻がすでに献立の材料として予定していることがあります。自分が食べたい食材を自由に選べたほうが、買い物も気ままで楽しくなります。

気が向いたら自分で料理を作る。たったそれだけのことでいくつの変化が生まれたと思いますか？

ふだん立たない場所に立ち、使わないものに触れます。外に出ていろいろな店を回ったり、スーパーでもいろいろな売り場を巡ります。ずっと食べたかった料理を、誰に気兼ねすることもなく思う存分、楽しめます。**身の回りには、自分で作り出せる変化がいくらでもあると気がつく**はずです。

第5章

縮こまって暮らすと、こころも縮こまる

「その日」の備えにうるさくなってきた週刊誌

この本の読者は年齢層でいうと50代以降の想定になります。

もっとはっきり言えば、ここまで読んで感じたかもしれませんが60代後半以降、つまり定年を迎えた世代ということになります。

でもまだ若いです。いまの時代、多くの企業が65歳までは再雇用の制度がありますし、70歳を過ぎても何らかの形で仕事を続けている人は珍しくありません。

したがって、完全リタイアして年金だけで暮らしている世代というのは、70歳が一区切りの世代としてもそれ以降ということもあり得ます。わずか50年前には男性の平均寿命が60代後半だったことを考えると、「ずいぶん長丁場の時代になったなあ」と感心する人がいるかもしれません。

そのせいもあるのでしょうか、つまりリタイアが遅くなった分、いざそういう暮らしになってしまうと「あと何年だ」と考える人が多くなります。男性の平均寿命が81歳ですから、70歳とか75歳でリタイアした人はふと考えてしまうのも当然でしょう。

「おいおい、わたしはあと5年もすれば死んでしまうじゃないか」

75歳の男性ならそう気がついて慌ててしまうかもしれません。

「体はまだ元気だし、気持ちだって若いつもりだ。でももう、いつ死んでもおかしくない歳なのか」

まだまだ先のことだと思っていた寿命が、すぐそこに迫っていると気がつけば焦るのも仕方ないですね。

そのせいかどうか、最近の週刊誌の広告を見ると墓だの葬儀だの相続だのと煽り立てるものばかりです。

「たしかこの週刊誌はグラビアのヌードが売り物だった」

「スキャンダルも毎号毎号、にぎやかだった」

「政治や社会問題のスクープ記事も多かった」

しばらく買わなかったので余計に驚きます。世間までが「もう歳だぞ」とうるさいのです。

「あと何年残っているか」を計算間違いしていませんか

でもちょっと待ってください。

平均寿命からいまの自分の年齢を差し引いて、残った数字が余命というのは間違いですね。落ち着いて考えればすぐわかります。平均寿命はあくまで、ゼロ歳の赤ちゃんが何年生きるかという平均値を割り出した数字です。不幸にも若くして亡くなった人も含めての平均ですから、70歳の人にそのまま当てはめることはできません。

もちろんご存じだと思いますが、いまの自分の年齢で、あと何年生きられるかというのは平均余命の数字で知ることができます。その数字が、「あと何年残っているか」の大まかな答えになってきます。

ちなみに直近の統計で見ると、70歳の男性の平均余命は15年です。75歳なら12年です。

女性はどちらもそれより数年長くなります。

では、70歳の男性が「あと15年か」と達観するのもまだ早いです。なぜなら85歳の男性の平均余命は6年だからです。つまり、「残り何年か」というのは生きてみなければわからないということになります。案外、元気なままで90歳を迎えるかもしれないし、あくまで平均ですから数年でポックリ死んでしまうこともあります。

「残り何年か」というのが無意味な計算だとすれば、**一年一年を、一日一日を、元気に朗らかに過ごしたほうがいい**というのは、たぶん誰にでも出せる答えだと思います。あれこれ思い悩んだところでわからないものはわからないのですから、悩むだけ損です。

それからこういう考え方もできます。

仮に70歳のあなたがいま元気だとしたら、その**元気な自分の気分のままに生きていい**はずです。検診の数値が少しぐらい高めだったとしても、そこで**あれこれ気をまわして縮こまって暮らすより、いままで通り、何でも食べて日の光を浴びて、溌剌《はつらつ》とした脳を保ち続けたほうがいい**はずです。

気分さえ元気なら、残りの平均余命を満喫できます。

15年も楽しい時間を過ごせる人なら、さらにおまけで5年、10年の人生がプレゼントされるはず、そういう人生観は少しも間違っていないとわたしは思います。

「閉じこもる人」より「出しゃばる人」がいい

それからもう一つ、老いに対する誤解がないでしょうか。

「あんまり出しゃばらないほうがいい」とか、「周りに迷惑だけはかけたくない」といった考え方です。

「仕事もリタイアしたんだし、これからはもうおとなしく暮らすしかないな」

この感覚も何となく理解はできます。

現役を退いた人間が出しゃばっても迷惑だろうとか、年相応の分別を身につけないといけないといった考え方です。

その結果、「やってみたい」と思ったことでも自分にブレーキをかけてしまいます。たとえば地域の活動とかボランティアとか、「わたしだってまだまだできることはあるぞ」「人の役に立つことなら探せばあるはずだ」と思い立っても、自分で打ち消してしまいます。「余計なことはしなくていいか」とブレーキをかけるのです。

そういう感覚がどこから来るのかというと、ただ「歳だから」ではないような気がします。世の中全体の仕組みとか、人生の流れの中で、自分はもう端っこにしかいない人間なんだという諦めがあるような気がします。

もちろんそうでない高齢者はいくらでもいます。現役時代のエネルギーが少しも衰えず、頼りない20代、30代を引っ張って地域の活動を率いたり、「こういう仕事なら任せておけ」と自分からボランティアに飛び込む人が男性でも女性でも大勢います。ちなみにスーパーボランティアの尾畠《おばた》春夫さん（80歳）のことはみなさんご存じのはずですね。

そしてそういう人たちでしたら、外にも出るし若い人たちと食事をしたり乾杯したり、バーベキューだって焼肉だって楽しんでいるはずです。高揚感を失わない生活を続けているのです。

閉じこもりがちの高齢者はどうでしょうか。

若い人たちとはつき合おうとしませんね。

「邪魔になる」とか「出しゃばりたくない」とどうしても考えてしまいます。

そういう感覚に、じつは大きな誤解が潜んでいることにも気がついてください。

そもそも「平均年齢」って何？

日本の年齢構成はいま、逆ピラミッド型になっています。

いちばん分厚い層が70歳前後の団塊世代なのですから、これは誰でも想像できることだと思います。団塊ジュニアの層がそれに続いて厚くなりますが、全体としてみればグラフの形は倒れそうで不安定に見えます。

ということは、日本人の平均年齢が高いということです。このことはすぐに納得できるはずです。では、それは何歳なのか。46歳前後、40代半ばと考えていいです。

平均寿命が長いのだから平均年齢も高いという見方は当たっていません。おおまかな傾向としてはそうなりますが、比例するわけではないのです。

たとえばアメリカ人の平均年齢は37歳前後、こちらはまだ30代後半です。日本とは10歳近い開きがあります。でもアメリカ人の平均寿命は79歳ですから、日本人とそれほど差があるわけではありません。

もう少し数字を挙げてみましょう。

1950年の日本人の平均年齢は26歳でした。団塊世代が生まれて間もないころは、日本の社会全体が20代半ばの若さに満たされていたことになります。それがいまでは、20歳近くも平均年齢層が上がったことになります。

ちなみにアメリカは1950年の平均年齢が31歳でした。それから70年近くも経っているのに、平均年齢は6歳しか上がっていません。

この数字をどう受け止めますか？

「日本人も老けたなあ」と受け止める人がいるでしょう。それはそれで事実ですね。

でもまったく逆の受け止め方もできます。

いまの年齢から20歳引けばどうなりますか

戦後の70年でこれだけ経済成長を遂げていながら、平均年齢が20歳も上がっているということは、逆に**日本人が若返っている**という受け止め方もできるのです。

なぜならかつての30歳はいま50歳ということになります。

かつての50歳は70歳ということになります。

たとえば1960年代までは、会社員の定年が55歳でした。

いまはどうでしょうか。

60歳定年は制度上の建前みたいなもので、65歳まで働ける職場が増えています。70歳になっても現役という人はいくらでもいます。

そして現実感覚として、70歳ぐらいなら「まだ働ける」「仕事があるなら働きたい」と思う人が大勢います。シニア層が最大の消費層になったのですから、その世代のニーズを的確に汲み取れる層が世の中にはまだまだ必要とされているのは事実なのです。

つまり、その気にさえなれば現役として社会の一線に立つことができます。

そういう年齢であるということに気がつくか、気がつかないかの違いはものすごく大きいと思います。

少なくとも、「邪魔になる」とか「出しゃばりたくない」といった感覚はあまりに古風ですね。50年も昔の人生観にしがみついているようなものです。

まして60代なんて、かつての40代でしかありません。いくら平均年齢が20代の時代だったとしても、その若い世代を引っ張っていた年代なのです。

いまのあなたの実年齢から20歳引けば、何歳になりますか?

その年齢が実感から遠いものだったとしても、気持ちは動くと思います。

「自分から老け込んでいる場合じゃないんだ」

「本音を言えば、出しゃばりたいときがある」

その気分こそ、年相応だと受け止めてください。

最大最強の「かくあるべし」が消えてしまう

もちろん、「働くなんてバカバカしい」とか、「これからは好きなことだけしていたい」という人生もありです。わたしは「遊んで暮らす」のが老後の理想だと信じていますから、やりたくない仕事や役割までムリして引き受けることはありません。

そしてこれがいちばん大事なことですが、**高齢になるほどにいろいろなものから自由になる気持ちを忘れてはいけない**と思います。こころを伸びやかにして残された人生を楽しむためにも、それがどういうものであれ自分を縛ってはいけないということです。

まず**捨てたいのは「かくあるべし思考」**です。

会社勤めの間は、とにかく定年までは我慢しなくてはという気持ちがありました。嫌なこと、苦しいことがあっても、「いま辞めるわけにはいかない」という気持ちがどうしてもついて回りました。

仕事のやり方とかこだわり、あるいは責任感とか義務感といったものも、考えてみれば逃げ出せない、放り出せないという気持ちが根本にあるから生まれてきます。いつ辞めてもいい仕事なら、嫌気がさした時点で放り投げていいのです。それができないから、「こうでなければ」という決めつけが生まれてしまい、そこから逃れられなくなります。

その証拠に、職場でうつに苦しむ人は医者の診断書をもらって休職が認められただけでずいぶん楽になります。実際の治療に入らなくても、それまでの苦しさがどこかに消えてしまうことも多いのです。

定年を迎えるというのは、最大最強の「かくあるべし」から解放されるということです。人によっては「あと5年は働かないと」といった拘束があるかもしれませんが、定年前ほどの縛りは消えています。いざとなればなんとかなるからです。

仕事だけではありません。子どもの教育とかマイホームの維持とか、いままで自分を縛っていたものが一つずつ消えていって、気がつけば身軽になっているのが年齢を重ねるということです。**老いるということは自由になること**、こんな嬉しいことはないはずです。

「遊び半分」という生き方

だとすれば、これからはもう、働くことにいままでのような拘束力はありませんね。

地域の活動だってボランティアだって、自分がやりたいと思ったらやればいいし、時間がもったいないと気がついたらやめてもいいのです。

趣味もつき合いもすべて同じで、「つまらないな」と思ったらやめていいのです。「中途半端に終わらせてはいけない」という考えは、長く染みついてきた「かくあるべし思考」のせいに過ぎません。「あ、別に仕事じゃないんだ」と気がつけば、嫌なものはその場でおしまいにしてしまいましょう。

いままでだったら、そういう態度は「遊び半分」と思われてしまいました。自分でも中途半端な仕事ばかりしていると、「遊び半分じゃないか」と反省していました。

でも**これからは、すべて「遊び半分」でいいし、それが許される年齢**なのです。「Aさん、最近姿が見えないね」と地域活動のサークル仲間が思ったとしても、「こんどまた何かやりだしたみたいだよ」で終わってしまいます。「べつに好きなときに来ればいいんだから、当てにしないで待ってましょう」で終わってしまいます。

そうなればもう、遊ぶことと働くことの境目はなくなります。遊んでいるかと思えばせっせと働いている、働いているかと思えばのんきに遊んでいる、そういう気ままさが許されてしまう世界に入れるのです。

でもこれだって、閉じこもって何もしないよりマシです。

「出しゃばる歳じゃない」とか「迷惑かけるし」と自分を抑え込むよりマシです。もちろんどういう世界に入り込んでも、「かくあるべし」を押しつけてくる人間はいるでしょう。相変わらず義務だの責任だの役割だのを押しつけてくる人です。

これも放っておきましょう。最初から深入りしないと決めておけば、「いつも遊び半分」がその人のキャラクターになってくるから気にすることはありません。

ノルマなし、逃げ出す自由だけはいつもある

何を始めるにしても、高齢になると億劫に感じるのは理由があります。

「だんだん辛くなるかもしれない」とか、「やってもいいけど縛られるのは嫌だな」と考えるからです。「長続きしなかったらみっともない」という懸念もあります。

でもすべて、いままでの仕事観から生まれてくる不安です。

「やるからには中途半端なことはできない」

「わたしの経験がきっと活かされるはずだ」

こういう考え方も同じです。すべて、長い会社勤めや組織での生き残りの中で身についた仕事観です。

でも、それをそのまま70歳過ぎてからの人生に当てはめてしまうと、ものすごく苦しくなってしまいます。どんな世界でもいざ飛び込んでみると「勝手が違う」「通用しない」

「体がついていけない」といったことがいくらでも起こり得るからです。

最初から「遊び半分」という気持ちになってしまえば、気分的にも楽です。

「勝手が違う」とか「通用しない」と思ったら、「ちょっとコツを教えてください」と頼めばいいのです。

「体がついていけない」と思ったらのんびりマイペースに持ち込んでしまえばいいのです。疲れたら休む、楽なことだけ引き受ける、それでも誰からも文句は言われないはずです。

「やっぱり向いてないかな」と思うときもあるでしょう。

これも同じで、「やーめた」と逃げ出していいですね。会社勤めじゃないのですから。

万事がこんな調子でいいと考えてください。団塊世代なら、植木等さんの「無責任」シリーズを覚えていると思います。「こつこつやる奴はごくろうさん」という痛快なセリフがありました。

高齢になったらもう、胸を張って無責任のまま生きていいと思います。

もう数十年も、ひたすら責任だけを果たし続けてきたのですから。

「元気な国」と「寂しい国」、どっちがいいですか

この章の前半で、平均余命とか平均年齢の話をしました。

数字を挙げていろいろ説明しましたが、「いまさら何を」と思った人がいるかもしれません。

わたしがいちばん言いたかったのは、**日本の高齢者は70代でも80代でも、社会の中で重要な年齢層**だということです。

ここがごっそり閉じこもったり、意欲をなくして気分的に落ち込んでしまうとどうなるでしょうか。

消費は激減しますね。人手不足もさらに深刻になります。都会であれ地方であれ、それぞれの地域が成り立たなくなるケースは無数に出てきます。そして何より、活気がなくなって寂しい国になってしまいます。

だからべつに、働かなくていいどころか、地域の活動やボランティアや趣味や遊びのサークルにも加わらなくていいのです。元気に町を歩き回ったり、ふらりとどこかに出かけるだけでもいいのです。

あちこちで顔見知り同士が出くわしてお茶を飲んだり食事をしたり、あるいは連れ立って近所の居酒屋でお酒を飲むだけでもいいのです。

実際、そういう高齢者のいる町はにぎやかで活気があります。40代も50代も、若者も子どもたちも、負けじとばかりにぎやかに集まってきます。

さらにいいことがあって、そういう町なら食べもの屋も居酒屋も、味には手を抜けません。70代はとくにうるさいからです。そっぽを向かれたら流行らなくなり、ガラ空きの店になればほかの客も寄りつかなくなります。

つまり、**高齢者が元気なかぎり、40代、50代の現役世代も張り切らざるを得ない**のです。日本の平均年齢が45歳前後というのは、突き詰めていくとそういうことだとわたしは思っています。

さあ、外に出かけてみましょう。

外の風に当たるだけで「よーし、やるか」という気になる

この本でずっと言い続けてきたのは、「光を浴びよう、肉を食べよう」ということでした。

その理由もおおよそ説明してきたつもりです。

ただ、光や肉がもたらしてくれる高揚感とはべつに、外に出て町を歩くだけで生まれてくる気分の華やぎというのも忘れてはいけないと思います。曇り空でも雨の日でも、あるいは夕暮れを過ぎた時間でも、外を歩いて風に当たり、人とすれ違ったり店先を眺めたり、気が向いたらしばらくご無沙汰の食べもの屋や居酒屋に顔を出すだけで、「こういう気分もいいな」と思うときがきっとあるからです。

なぜなら、町には同世代の男や女たちがいます。

しかもみんな、快活で楽しそうです。

ファッションにも目が行ってしまいますね。「うん、ああいうジャケットならわたしもほしい」と思ったりします。「派手かなと思っていたけれど、この歳でも案外、さまになるんだな」と気がついたりします。

あるいは逆の場合もあります。

「いくつだろう？　同じくらいの歳だと思うけど、何だか年寄りくさいな」

「不機嫌そうな顔しているな。あれじゃ家でもムッツリ黙り込んでいるんだろうな」

すべて想像ですからほんとうのところはわかりませんが、町を歩くとつい、同世代に目が行ってしまうのはいくつであっても同じだと思います。

そのたびに、**いろいろな刺激を受ける**のです。

すると不思議な**元気が出てきます**。

何をどうするというのでもなく、「よーし、やるか」という気分になってくるからです。

「まだまだ老け込む歳じゃない」とか「そうか、わたしはたったの70か」といった自覚までいかなくても、まったく脈絡もなく「よーし、やるか」と胸の中でつぶやいてしまうのです。

それだけでも出かけた甲斐がありますね。

目的などなくてもいいから、とにかく外に出てみましょうと呼びかけてきたのは、それだけできっと若返ってくるものがあるからです。

歳を気にする人から順番に老け込んでいく

人間は気にすれば気にするほど、そのことから逃れられなくなります。

悩みも不安もすべてそうです。見つめれば見つめるほど大きくなっていきます。

うつになりやすい人にもそういう傾向があって、何か気になることがあるとどうしてもそれだけを考えてしまいます。だから余計に抜け出せなくなるのです。

年齢についてもまったく同じですね。

若々しい人ほど自分の歳を忘れています。

老け込んで見える人ほど、自分の歳をいつも気にしています。久しぶりに顔を合わせて、「おたがいもう、70なんだなあ」と真っ先に口に出すのがこういうタイプの人です。

「そういえばそうだ」と笑って受け流すのが若く見える人です。

問題はそのあとです。

歳を忘れない人は、何か計画を持ちかけられるといつも、「いまさら」とか「10年前ならな」と言います。

若々しい人は「お、いいね」と応じます。すぐに笑顔で頷いて、実際に行動に移します。

これが続くとどうなると思いますか。

どんどん老いの差が広がっていきますね。

歳を気にする人は老いのスピードが加速し、忘れている人はいつも同じ歳のままです。

実際の年齢はいつまで経っても同じなのに、その差がどんどん開いてしまいます。

平均余命を思い出してください。

70歳の男性の平均余命は15年でした。けっこう、長いです。

その15年を元気に朗らかに過ごす人と、「もう70過ぎたか」と歳を気にしながら過ごす人では、時間の濃さも楽しさもまったく違うはずです。

そして元気に朗らかに過ごせた人は、15年経つとまたおまけの数年がプレゼントされる可能性が高いのです。長い人生、どうせならいつまでも、そして最期まで明るく過ごしたいですね。

第6章

自分の欲求に耳を澄まそう

60歳が「夢見る年ごろ」であって悪いのでしょうか

わたしはもうすぐ60歳になります。

いろいろな仕事に手を出して相変わらずバタバタと過ごしています。言ってみればフリーランスですから、その忙しさに安心しているところもあります。これでもし、声もかからずヒマになったらたちまち不安を感じるはずです。

でも、ほんとうに歳をとって、いまできているほどの仕事ができなくなってもたぶん、細々とではあっても精神科医として患者や高齢者と向き合ったり、もし依頼があれば本を書いたり、これももし依頼があれば映画を撮ったり、自分にもできることを続けていこうと思っています。

あるいはときどき、いっそのことどこかの離島に移り住んで、そこの診療所で医者をしながらヒマな時間には釣りでもやってみようかと思うときがあります。こういうのは何かのきっかけがあってふと思うことですから、そのときそのときでいろいろ考えてはまた違うことを考えたりします。

たぶん、いまが好きなことを仕事にしているので、歳をとってもこの生活をとくに変えようとは思わないからでしょう。

それでも、「こういうのもいいな」とか「これができたら楽しいだろうな」といった空想はしばしば訪れます。60歳なんてまだまだ若造、夢見る年ごろであっていいし、脳さえ元気ならどんな計画でも実現に踏み出すことのできる年齢だと思っています。

これは、定年を間近に控えたすべての人に共通するはずです。

まして、仕事だからいままで我慢して続けてきたという人ほど、「あと5年経ったら」とか「会社に行かなくてもいいのなら」と、自分がやりたいことを好きなだけできる生活が待ち遠しくなって当然のはずです。

仮にいまのあなたがそういう気持ちでいるとしたら、ささやかですがアドバイスしてみたいことがあります。

定年前に描いていた夢はなぜ消えてしまうのか

いきなり水を差してしまいますが、わたしの見る限り、夢見る60歳はなぜか10年後に夢のない70歳になってしまいます。

これはたぶん、精神科医として接する70代の男性が多いからでしょう。気分の落ち込みや意欲の減退といったこころの不調を訴える人と向き合う仕事だからでしょう。

でも、そこまでいかなくても、一日を持て余して退屈な時間を過ごしてしまう70代がいます。世間では元気な高齢者が増えたとか、年金暮らしで好きなことを楽しんでいる世代が目につくとか、観光地は70歳前後のグループが闊歩しているといったニュースも流れますし、テレビにはしばしば、仕事をリタイアしてから自分の夢を実現した夫婦が登場しますが、ざっと1000万人を超える世代層と考えてみれば、むしろ大半は、ふだんはひっそりと暮らしていることが多いような気がします。

これはとくに男性に当てはまることです。

女性のほうが男性よりはるかに活動的で、好きなことを楽しんでいます。

でも、定年後の暮らしに夢を描いたのはむしろ男性だったはずです。女性は、こう書いてしまうと叱られるかもしれませんが、夫がいつも家にいる生活が始まると思っただけで憂うつになったりしたのではないでしょうか。

ところが現実は逆なのです。

憂うつになるはずだった女性は家を飛び出して活発に動き回り、元気になるはずだった男性は家に閉じこもって時間を持て余します。

なぜそうなってしまうのでしょうか。

あんなに楽しみにしていたはずの自由な暮らしが、やっと手に入ったというのになぜ男性は自分の夢を忘れてしまうのでしょうか。

この疑問は、脳を考えれば一つの答えが出てくると思います。

肉食がいきなり草食に変わったら自分から動こうとしなくなる

会社勤めの続いた日々は、なんだかんだ言っても男性は肉食動物でした。ずっと戦い続けてきたからです。

仕事はハードで体力も使い続け、目まぐるしく変化する世の中に合わせて頭も使い続けてきました。競争もあったし、大きな成果を目指して動き続けてきました。失敗も挫折もあったし、人によっては転職や出向、降格も左遷も経験しています。ずいぶん、浮き沈みの激しい会社人生を送った人は多いと思います。

それからとにかく毎朝、家を出て職場まで通勤していました。

仕事によっては日中もずっと外を歩いたり、遠くまで出張することもありました。

職場の仲間や上司や後輩と、しばしば席を囲んで飲み食いもしてきました。仕事がうまくいけば盛大に祝杯を挙げ、失敗すればしょんぼりと慰め合いました。「また頑張ろう」

と励まし合うこともありました。

そうして疲れた足取りで家に帰り、家族の顔を見てホッとし、「明日も頑張らなくちゃ」と眠りについたのです。こういう描き方は、いまの20代、30代のビジネスマンから見れば古臭いかもしれませんが、いつも「よーいドン」で集団競争に巻き込まれてきた団塊世代にとって、あながち的外れの説明ではないと思います。

それが定年を迎えるとどうなるでしょうか。

完全にリタイアしてしまうと、ずっと背負い続けてきた仕事や会社への責任、家族への責任、そのすべてがなくなります。

暮らすだけなら何とかなると思えば、これといってやるべきこともなくなります。

通勤もしなくていい、スーツもネクタイも要らない、ビジネスシューズもバッグも要らないとなれば、世間の目を気にすることもなくなります。

しかも座っているだけで食事ができるのです。手の届くもの、用意されてあるものを食べるだけで済みます。そうなるともう、草食動物の暮らしと同じです。自分から動こうという意欲がなくなるのも当然かもしれません。

体の老化も定年と同時に加速されていく

現役時代、最寄りの駅まで徒歩20分で通勤していた人がいます。バスに乗ってもいいのですが、デスクワークが多かったので歩けば少しは運動になるだろうと考えたからです。それに住宅地のバス停ですから朝はいつも行列ができています。満員のバスに乗るくらいなら歩いたほうが気分がいいし、実際にそれくらいの距離なら駅まで歩く人も多かったのです。

最寄り駅から電車に乗って職場のある都心の駅で降り、そこから10分ほどまた歩きます。これはもう、ビル街の歩道ですから大勢の人が黙々と歩いています。職場について自分のデスクに座ってやっと一息、毎朝のお茶が美味しかったそうです。

この人が定年で会社を辞めると、妻は「少し歩けば」と声をかけたそうです。

「毎日、家の中をウロウロするだけだと体がなまっちゃうよ。みんな歩いているんだからあなたも少し運動しなくちゃ」

言われてみればたしかにそうです。

最近は「どっこいしょ」の声がクセになってきたみたいです。

それで午前中の日課に近所の公園までのウオーキングを取り入れたのですが、同じような年代からもっと上の年代まで、ずいぶん歩いている人がいるもんだなと気がつきました。

でももっと驚いたのは、会社を辞めてわずか一か月なのに、歩きだして30分もしないうちにたちまち息が上がってしまうことでした。

「勤めていたころは毎朝、駅まで急ぎ足で歩いていた。しかも革靴だったしカバンも持っていた」

それがいまは、スニーカーにラフな服装、手には何も持っていないしのんびり歩いているつもりなのに30分で疲れてしまうのです。

「こんなに体がなまっているのか」

さすがに愕然としたそうです。

「自分は20年間、ずっと家から駅まで往復していた。会社にだって駅から急ぎ足で歩いていた。デスクワークでとくにスポーツなんかしたこともなかったけれど、体を使っていたのか」

定年を迎えるというのは、その日から体の老化が加速するということです。

このことに案外、気づいていない男性は多いと思います。

暮らし方ひとつで老化が進んだり抑えられたりする

いまの男性の話には続きがあります。

近所をウオーキングするようになったら、自分より一回りは上かなと思う男性とときどき出会い、言葉を交わすようになりました。

年齢を聞いてみたらなんと85歳だそうです。一回りよりもっと上だったのです。

でもその老人は、のんびりですが足取りも軽く楽しそうに歩いています。

「毎日、どれくらい歩くんですか」と聞くと、「もう歳だからムリできませんね」と言いながらも笑顔で「一万歩」と答えたそうです。

それを聞いてこの男性は「すごい」と感心したのですが、一万歩というのがどれくらいの距離なのかピンと来ません。「まあ、ゆっくりですから2時間くらいかな」とその老人が教えてくれます。

「ふむ。わたしも歩数計を持ってみるか」

さっそく、この男性も歩数計を買ってウオーキングしてみました。

実際に歩数をカウントしながら歩いてみると、すぐに気がついたそうです。

「一万歩なんて、会社勤めのころは毎日、軽く歩いていたんだ」

同じ距離をいま歩けば「いい運動だな」と思うのに、つい一か月前まではそれをとくに運動とも思わずに続けていたことになるのです。

そこでこの男性が思い出したことがあります。

自分の父親です。

子どものころ、たしか父親は会社まで自転車で通っていました。自分の通勤よりはるかに長い距離を職場まで自転車で往復していたのです。

その父親も定年を迎えると、ほとんど外に出かけることもなく家で過ごすようになりました。自分が結婚して家族で夏に帰省すると、そのたびに父親はガクンと老け込んで見えます。当時は気にもしませんでしたが、「あのころ親父はいくつだったんだ」と考えて、少しドキッとしたそうです。

「まだ60歳だったんだ」

孫の相手を楽しそうにしてくれたのですが、しわだらけの顔で足腰もずいぶん弱っていたことは覚えています。ウオーキングで知り合った85歳の老人のほうが、まだ若々しい印象なのです。

つくづく、「自分も気をつけなくちゃ」と思ったそうです。

定年はこころの老いを加速させるきっかけにもなる

こころの老いにも触れましょう。

最初にも書きましたが、**脳の老化はまず意欲の低下から始まります。**

といってもここがすでにやっかいなのです。

認知症でしたら、もの忘れへの不安とか、自分のやっていることへの覚束《おぼつか》なさを感じるときがあります。配偶者や家族が「ちょっと心配だな」と気がついてくれることもあります。あるいはいまの時代、さまざまなチェックシートが医療機関や自治体の窓口に用意されていますから、「一度、診てもらおうかな」と訪ねることもできます。

それから一般的なケースで言えば、認知症のリスクが高まるのは80代に入ってからです。本人も周囲も、それくらいの年齢になれば「そろそろボケてもおかしくないな」と思い始めます。ある意味では、こころの準備ができるのです。

しかも、誤解を恐れずに言ってしまえば、認知症というのは、なってしまえば本人はそれほど苦しむことはありません。このことは拙著、『自分が高齢になるということ』（新講社刊）でも書きました。80代後半になって発症する認知症は、高齢に伴う脳の自然な老化現象ということができるからです。

けれども意欲の低下は違います。

それを放置することで、うつ病のリスクがどんどん高まります。

しかもこちらは認知症と違って、年齢との相関関係はありません。若い人でも中年でも、そして高齢者でもうつ病のリスクはいつもあります。

ただ、高齢者のうつ病が怖いのは環境要因として誰にでも起こり得るということ、そしてその症状が、本人はもちろん、身近な家族にさえ気づかれないままに進んでいくケースが多いということです。

環境要因は想像できると思います。

とくに男性の場合は、定年を迎えたとたんにそれまでの交友関係が途絶えたり、遠のいたりします。張り合いとか生き甲斐も薄れてきます。**何よりも薄れてくるのが、日々の高揚感です。**

一日が漫然と流れてしまう暮らし方を続けていると、感情が揺り動かされることもなくなりますから、うつ状態が静かに進んでいくことになってしまいます。

「先は長いからのんびりしよう」で老いが忍び込む

あんなに楽しみに思い描いていた定年後の夢が、なぜ遠のいたり消えたりするのでしょうか。

ここまでの説明で、たぶんみなさんにも想像できると思います。

まず、**あまりに突然に生活パターンが変わってしまうこと**、これは事実です。とにかく目が覚めた瞬間から、昨日までの暮らしとまったく違う毎日になっています。

最初は戸惑うでしょう。

「ああ、もう今日からは着替えなくていいんだ」

「眠いのにムリして起きなくていいんだ」

そう思ってもまだピンと来ません。落ち着かない気持ちになる人だっているはずです。

それなら起きてしまいましょう。

布団の中にいても落ち着かないというのでしたら、寝ていてもしょうがないからです。

「起きてもやることがない」

それでもいいです。長く体に染みついた習慣で目が覚めるだけのことですから、その習慣を守っていいはずです。**早起きは脳にとって、もともと大事な習慣**だからです。

「やることがない」というのも、嬉しい贅沢ですね。いままでは遮二無二、やることがあるし時間がないし、とにかく嫌でも起きていたのですから、何もしなくていい時間が待ち構えているのでしたら気持ちよく起きることができます。

これはまず、体のリズムを健康な状態に保つということです。**もともと人間の体に組み込まれている体内リズムは、昼は活発に行動し、夜は安らかな気分で眠るためのリズム**です。それを壊すのは自分から不健康なリズムを作るのと同じです。

もし朝のスタートで本来のリズムを壊してしまうと、体を動かすことさえだんだん億劫になってしまいます。定年を迎えるとほとんどの人は、「しばらくゆっくり休んで疲れを取ろう」と考えますが、いつもの時間、自然な朝の目覚めの時間はそのまま続けても、疲れることはありません。

むしろリズムが乱れるほどに、何もしなくても体が疲れたような気分になります。それで動くことすら面倒になったとき、老いが忍び込んでくると考えてください。

こころと体、どちらを動かすのが手っ取り早いだろうか

気分は正直です。体調がそのまま表れてきます。

現役時代でしたら、少しぐらい疲れていてもやらなければいけないこと、どうしても動かなければいけないときがありました。

そこで自分を奮い立たせて頑張ることで、だんだんリズムが出てくるというときもあったでしょう。

でも、それが体の疲れを忘れさせることはできても、こころには負担となって積み重なります。限界まで積み重なれば、あるときぽきんと折れてしまいます。

でも定年を迎えたら、もうノルマはないのですから自分を奮い立たせる必要もありません。すると、**はっきりした自覚がなくても体内リズムの乱れがあれば、気分もどことなく沈んできます。**

これといって体も動かしていないのに、これといって頑張ってもいないのに、何だかやる気が出てこないという状態です。

そういう状態が続いていくうちに、意欲や好奇心も薄れてきます。あんなに楽しみにしていた定年後の生活が、だんだん退屈になってくるのです。

そういうときでもほとんどの男性は、「実際、やることがないんだから」と思いがちですが、そうではなかったはずですね。「好きなことを好きなだけできる」と信じていたはずです。いったいあの期待感はどこに消えてしまったのでしょうか。

まずリズムを守ること。

健康なリズムさえ守っていれば、「どれ、ちょっと動いてみるか」という意欲も生まれてきます。いきなり意欲を作るのはむずかしくても、体を動かすだけなら誰でもできます。そのスタートが、ずっと守ってきたリズムをいままで通り、きちんと続けていくということです。

光も肉も、素直な欲求のまま眠っています

リズムさえ失わなければ、光を浴びることや外に出ることは自然な動きです。「そうしなくちゃ」と思わなくても、原始のころから人間の体に組み込まれたリズムなのですから、ごく自然な欲求として町を歩いたり、朝日を浴びて大きく背伸びをしたくなります。

当然、食欲も出てきます。

しかも**人間が本来、求めてきた食べ物に対する欲望が生まれてきます。「肉が食べたいな」、これも素直な気持ち**です。そして一口、頬張るだけで嬉しくなります。

元気も出てくるし、「さあ、やるぞ」という意欲も強まってきます。単純といえば単純ですが、こころと体のつながりというのはもともと単純なものだとわたしは思っています。

そういういちばん原始的な暮らし方は、定年を迎える年齢になっても変える必要はない

し、むしろ老いを遠ざけるためにも大切な習慣になってきます。

あなたがもうすぐ定年を迎える年齢だとしたら、その日が来てもいままでのリズムは守り続けてください。

あるいはもう定年を迎えているとしても、気分の落ち込みを感じるようでしたら朝のリズムだけは現役時代と同じに戻してください。たぶん、目覚めは早くなっているはずですから、「よっし」と起き上がるだけでいいのです。

描いていたはずのさまざまな夢や計画の実現は、すべてそこから始まります。

残された人生も、どんどん中身の濃いものになっていくはずです。

まだ元気なのですから、自分の体の奥で目覚めてくる素直な欲求に従ってみる。ほんとうは、いちばん求めているものが何なのか問いかけてみる。

きっと、**「気持ちのいい毎日」**というシンプルな答えが出てくると思います。

それを実現するのが、〈光と肉〉なのです。

エピローグ

「元気だな」と思うあなたは元気そのものです

不養生でも元気ならそれでいい

この本を書いている途中でセルフチェックをしてみました。

わたしは医者ですから自分で調べることができます。

血糖値が250、これは高いです。でもじつは、正月に喉が渇いてしょうがないので測ってみたら450でしたから、まあ、収まったと言えば言えるでしょう。

コレステロール総量はいつ計っても300くらいあります。

中性脂肪に至っては700もあります。そういうことを編集者に話したら「三冠王!」と驚かれました。

たしかに自分でも検査データだけはボロボロだなと思います。

でも仕事は元気にできているし、気分も明るいです。

ここでもし、検査データを正常値に戻すために薬をあれこれ飲めば、逆にカクンと元気がなくなるんじゃないかと思っています。

加えて血圧も高いです。以前は200以上もあってさすがに降圧剤を飲みました。それで160くらいまで下がったのですが、それでも基準値から見れば高めです。もっと強い降圧剤を試してさらに140くらいまで下げたこともあるのですが、今度は頭に血が回らなくなったのか、ボーっとなってしまいました。いまは160前後でコントロールしていることになります。

こういう話を聞くと、「医者の不養生」と呆れてしまう人がやっぱりいると思います。でも、健康に気を遣っていないわけではありません。本文の中でも触れましたが、**老化を早める体の酸化にだけは注意しています**し、抗加齢医学の勉強も続けています。何よりも精神科医として自分のメンタルヘルスをチェックすることだけは忘れていません。

じつは日本の検診制度や基準値とされる数値には疑問や反論がいくらでもあり、その根拠となるデータをわたしなりに集めてもいるのですが、すでに何冊かの本で提起していますので今回は細かく取り上げませんでした。

それでも最後にどうしても書いておきたいことがあります。

示された数値を丸呑みにして、「こうでなければいけない」という食事制限をあれこれ設け、あげくに塞ぎ込んだまま暮らすよりは、**元気な自分に安心感を持って伸び伸びと暮らしたほうが、長く生きられるかどうかはともかくとして（わたしはそのほうが長生きできると信じていますが）はるかに健康で、若々しい人生を送ることができます。**

高齢になればなるほど、こころの健康こそが大切になってくるのです。

「歳なんだから」とつぶやくたびに老いていく

ましてこれといって具合の悪いところもないのに、自分から「歳なんだから」と考えてしまい、食事だけでなく暮らし方全体に制限を加えるというのは、結果として老いを加速させることにしかなりません。

そもそも、「歳なんだから」というつぶやきが、この本でも取り上げたうつ病になりやすい思考パターンです。そのあとに続くのは、「○○をしてはいけない」とか、「こうあるべきだ」という思考になってくるからです。

もっと言えば、「歳」という言葉の使い方じたいも変ですね。

「歳」=「老い」になっています。年齢はただの年齢でしかないのに、自分から老いにつかまっています。70歳は70歳、80歳は80歳、ただそれだけのことなのに、老いを早めているからです。「いい歳をして」とか「年甲斐もなく」とか、すべて同じです。

いくつになっても元気で若々しい人は逆です。

歳のことはいつも忘れています。

「そんなの、考えたこともない」とニコニコしています。

誰かに「そろそろ歳を考えなさい」と言われると、「それもそうだな」と自分の歳に気がついたような顔をします。

何かを気にすると、それがいつも頭の中を占めてしまい、ことあるごとに浮かんでくるというのもうつ状態に陥りやすい人の特徴でした。歳のことなど忘れている人のほうが、いつまでも朗らかに生きていけるというのはたしかだと思います。

「気分なんて根拠がない」とまだ思っている人へ

仕事をリタイアするとほとんどの人間関係がリセットされます。

かつての職場の仲間とは交友が途絶え、そのかわり、人生の節目というのもあって学生時代の友人や同郷の仲間たちと会う機会が増えてきます。

でもそれだって、たまにのことです。

そのかわり、10年、20年どころか30年ぶり、40年ぶりといった再会ができてしまいます。これがショックなのです。本文の中でも触れましたが、かつての面影を探すのもむずかしいほど老け込んだ仲間がいるからです。

でも、少しも変わらない人もいます。

本人も幸せそうだし、周りの人も思わず笑顔になります。「変わらないねえ」と言われるのは、30代、40代のころまではそれほど嬉しくありませんが（成長がないみたいです）、

60代、70代になると素直に嬉しさを感じます。

そしてここからが不思議なのですが、老け込んだなと思った仲間でも、料理を食べてお酒を飲んで笑い声を上げながら話しているうちに、だんだん昔の表情が戻ってくるといいます。

「気がついたらいつのまにか、中学生のころの顔に戻っていた」

そういう感覚が、決して比喩ではなく実際の感覚として生まれてくるのだそうです。

一緒に食べて飲んで話しているうちに、気分がどんどん若返っていくからですね。

そういう実感、たぶんいまのあなたならわかってもらえると思います。

いつかまた会うときは笑顔でいられますように

一人になっても同じことです。

「さあ、何食べようかな」とか、「ちょっと外を歩きたいな」といった明るい気分を忘れ

ない人は、毎日の暮らしの中で老け込んでしまうことはありません。夫婦一緒でもいいし、別々でもいいです。もう留守番役の要らない年代なのですから、おたがいにそのときの気分に従っていいはずです。

そういう毎日を繰り返すことができれば、歳のことなど考えないで済みます。老いは忘れてしまえば必要以上に追いかけてはこないのです。

しかも人生はまだまだ続きます。

元気でいる限り、そして気持ちの若さも失われない限り、きっと誰かが「また集まろうか」と言い出します。その声を聞いただけで、気分はたちまち数十年も若返ってしまいます。

これなら懐かしい仲間たちの集まりに、若々しい気分のままで加わることができますね。どの顔も、昔と同じ笑顔を浮かべていたら、あなたもきっと、歳を重ねることの幸福感に包まれると思います。

その日まで、せめて**気分だけは朗らかに暮らしてください。**

和田秀樹《わだひでき》

1960年大阪府生まれ。東京大学医学部卒、東京大学医学部附属病院精神神経科助手、米国カール・メニンガー精神医学校国際フェローを経て、現在は精神科医。国際医療福祉大学心理学科教授。和田秀樹こころと体のクリニック院長。一橋大学経済学部非常勤講師。川崎幸病院精神科顧問。
主な著書に、『つかず離れずいい関係』『大人の感情コントロール』『もうちょっと「楽」に生きてみないか』『スマホが起こす「自分病」って何？』『自分が高齢になるということ』『感情的な人に負けない本』『もうちょっと「雑」に生きてみないか』『新「感情の整理」が上手い人下手な人』『感情的にならない話し方』『感情的にならない本』『自分は自分 人は人』（以上小社刊）など多数。ホームページ：www.hidekiwada.com

脳《のう》のため光《ひかり》を浴《あ》びよ肉《にく》を食《た》べよう

2019年4月26日　第1刷発行

著者…………和田秀樹

企画・編集…………株式会社波乗社／250

発行者…………大谷松雄

発行所…………株式会社新講社
http://www.shinkosha-jp.com
〒102-0072　東京都千代田区飯田橋4-4-9-410
電話（03）3234-2393・FAX（03）3234-2392
振替・00170-6-615246

印刷………シナノ印刷株式会社

乱丁・落丁本はお取替えいたします。
定価はカバーに表示してあります。

ISBN978-4-86081-583-7　Printed in Japan

新講社の「生き方」シリーズの本づくりについて

わたしたち新講社では、これまで、人が生きていくのに必要な生活の知恵やものの見方・考え方についての本づくりを進めてきました。

このシリーズ企画は、著者、編集者、そして読者の皆様の声という協力態勢による本づくりをめざしております。

新講社のこれまでの刊行物と同様、読んで実効性・実用性のある出版物となるよう力を尽くす所存です。

ご愛読いただければ幸いです。